U0225837

STEM CELLS

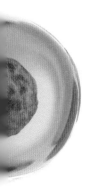

干细胞： 疾病、衰老、美容

王佃亮　著

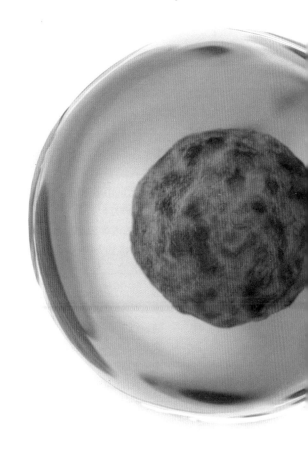

人民卫生出版社
·北 京·

图书在版编目（CIP）数据

干细胞：疾病、衰老、美容/王佃亮著. -- 北京：
人民卫生出版社，2021.3 （2025.3重印）
ISBN 978-7-117-31381-0

Ⅰ.①干⋯ Ⅱ.①王⋯ Ⅲ.①干细胞–临床应用–研
究②干细胞–应用–美容术–研究 Ⅳ.①Q24 ② R625

中国版本图书馆 CIP 数据核字（2021）第 051590 号

人卫智网	**www.ipmph.com**	医学教育、学术、考试、健康， 购书智慧智能综合服务平台
人卫官网	**www.pmph.com**	人卫官方资讯发布平台

干细胞：疾病、衰老、美容
Ganxibao: Jibing、Shuailao、Meirong

著　　者：王佃亮
出版发行：人民卫生出版社（中继线 010-59780011）
地　　址：北京市朝阳区潘家园南里 19 号
邮　　编：100021
E - mail：pmph @ pmph.com
购书热线：010-59787592　010-59787584　010-65264830
印　　刷：北京顶佳世纪印刷有限公司
经　　销：新华书店
开　　本：710 × 1000　1/16　印张：13
字　　数：150 千字
版　　次：2021 年 3 月第 1 版
印　　次：2025 年 3 月第 5 次印刷
标准书号：ISBN 978-7-117-31381-0
定　　价：86.00 元

打击盗版举报电话：010-59787491　E-mail：WQ @ pmph.com
质量问题联系电话：010-59787234　E-mail：zhiliang @ pmph.com

作者简介

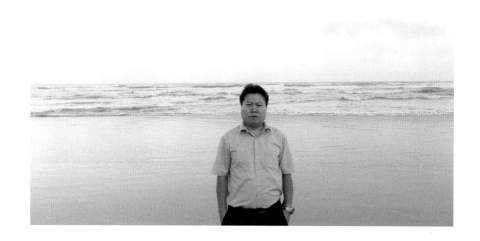

  王佃亮 教授,医学博士、博士后,知名科普科幻作家,中国科普作家协会会员,曾为中国中央电视台导演。中国科学技术协会全国首席科学传播专家(干细胞组织工程治疗学),中国医药质量管理协会常务理事、干细胞与精准医疗质量管理分会副主任,中国生物工程学会理事、干细胞与组织工程专业委员会副主任兼秘书长。主持《中国大百科全书(第3版)》"细胞工程"内容的撰写。

  出版的部分图书如下。

科普

  1.《细胞与干细胞:神奇的生命科学》,2017年6月由化学工业出版社出版。荣获中华人民共和国科学技术部颁发的"2017年全国优秀科普作品"、2018 北京国际图书博览会"BIBF 遇见的 50 本好书"、化学工业出版社"2019 年优秀图书奖"。本书被译成英文、阿拉伯文、繁体中文等语种或字体出版发行。

2.《细胞与干细胞：临床治疗的革命》，2019 年 6 月由化学工业出版社出版，荣获化学工业出版社"2019 年优秀图书奖"。

3.《神秘的生命起源》，2001 年 7 月由广西教育出版社出版。

4.《干细胞：疾病、衰老、美容》，2021 年 3 月由人民卫生出版社出版。

5.《神奇的干细胞》，2022 年 7 月由人民卫生出版社出版。

科幻

1. 未来地球人系列之《善恶有约》《远行之旅》《强行登陆》《星际人类》，2002 年 1 月由解放军文艺出版社出版。

2.《未来人传奇：星战前夜》，2015 年 8 月由清华大学出版社出版。

3.《未来人传奇：天外来客》，2016 年 1 月刊登于《十月》。

专著

1.《干细胞组织工程技术——基础理论与临床应用》，2011 年 3 月由科学出版社出版。

2.《细胞移植治疗》，2012 年 8 月由人民军医出版社出版。

3.《生物药物与临床应用》，2015 年 3 月由人民军医出版社出版。

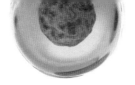

前言

　　干细胞是当今生命科学、医学研究的热点和前沿。干细胞技术是国家重点支持的高新技术。随着研究不断深入，干细胞治疗的疾病谱越来越广。迄今已有十几种干细胞新药，在美国、韩国、日本、加拿大、澳大利亚、欧盟等国家和地区被批准临床应用。目前我国也有十几种干细胞新药，被国家药品监督管理局批准进行临床试验研究，有8家干细胞专科医院注册成立，119家干细胞临床研究机构通过备案申请。预计未来数年内，国内将有多种干细胞新药被批准临床应用。干细胞临床应用的黄金时代即将到来。

　　在写作过程中，笔者系统查阅了国内外大量文献资料，本书充分体现了干细胞领域的最新进展和发展趋势，具有以下特点：①新颖性：深入介绍了细胞、干细胞最新知识、理论、技术和发展趋势，汇集了作者三十多年的细胞、干细胞研究经验及对细胞、干细胞的深刻认识和独特理解。同时，作者提出了一些有关干细胞的新理论、新观点，譬如成熟体细胞、干细胞、肿瘤细胞、肿瘤干细胞之间的转化，以及疾病发生。②实用性：涉及干细胞储存、移植治疗、抗衰老、美容和干细胞化妆品等人们关心的热点问题，对相关业务具有参考价值。③趣味性：介绍了一些与细胞、干细胞有关的生命科学未解之谜，可激发读者的好奇心和探索兴趣。④通俗性：一些抽象的科学内容，尽可能通过图表进行辅助说明。⑤人文性：讲述了一些与细胞、干细胞有关的人文历史故事，既拓展了知识视野，又增强了阅读兴趣，譬如返老还童的典故；世界上最长寿动物"明"的故事。⑥政策性：系统介绍了国家现行的干细胞政策及其发展演变过程，有助于干细胞研究应用时，不会违规操作，避免政策风险。

本书适合读者从不同角度获取不同知识信息。学生：了解生命科学前沿知识、理论、进展和趋势，拓展阅读视野。生命科学工作者：了解干细胞领域最新进展、政策，为科研选题、产品研发提供思路。医生、患者：了解干细胞临床移植治疗的机制、安全性、有效性，以及可能存在的风险。干细胞企业职员：了解干细胞及其相关产品知识。其他读者：对疾病发生、衰老预防、干细胞储存、移植治疗等感兴趣的人，尤其是中老年人，也可阅读。

在策划出版过程中，编辑们付出了辛勤劳动，在本书付梓之际表示由衷感谢。由于时间仓促及水平所限，书中有疏漏错误之处在所难免，诚盼不吝指正。

王佃亮

2021 年 2 月 26 日

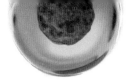

目 录

人类细胞是怎样起源的

干细胞
疾病|衰老|美容

人类组织器官是怎样修复的

干细胞治疗重大疾病及疑难杂症

干细胞与抗衰老美容

干细胞库

干细胞
疾病｜衰老｜美容

干细胞临床应用的风险及其控制

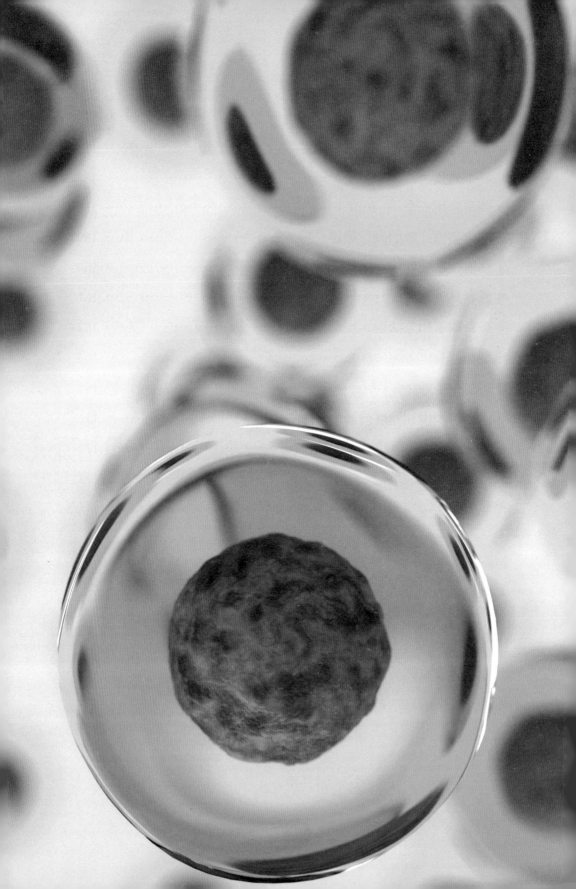

人类细胞是怎样起源的

细胞是构建人体生命大厦的结构砖块,也是人体进行各种生命活动的功能单位。胎儿是从受精卵开始孕育的,受精卵就是精子和卵子融合后形成的一个干细胞。这个全能干细胞经过长时间持续分裂,形成胚胎、胎儿。分娩后,婴儿诞生。干细胞是新生命的源泉。其他细胞和干细胞可相互转化,使生命显得更加神秘莫测。

人体结构和功能的奥秘

地球上有不同的人种,或者叫种族,根据肤色、体质等特征可分为白色人种(高加索人种)、黄色人种(蒙古人种)、黑色人种(赤道人种)、棕色人种(大洋洲人种)四大类,就是我们通常所说的白种人、黄种人、黑种人、棕种人。这四大种族及其混血后裔和少数其他有色人种共同组成了我们这个星球上的人类世界。但在生物学上,人类各种族却同属于一个物种,即智人(*Homo sapiens*)。这种超级智慧的生物直立行走、辛勤劳作、食五谷杂粮、生生不息,在太阳系这颗浅蓝色星球上创造了灿烂的文明。

从宏观到微观

尽管地球上有不同的人种,但他们的身体结构都是由八大系统组成,包括运动系统、消化系统、呼吸系统、循环系统、泌尿系统、神经系统、内分泌系统、生殖系统。当然,也有将人体分为九大系统的,除前面提到的八大系统外,还包括免疫系统。还有人分为十大系统,除前面提到的九大系统外,还包括经络系统。正是由于这些系统的协调与配合,人体内各种复杂的生命活动才得以顺利进行。

运动系统的主要功能是支持、保护和运动。

消化系统的主要功能是把从外界摄取的食物进行消化,吸收其中的营养物质,并将残渣排出体外。

呼吸系统的主要功能是气体交换。

循环系统的主要功能是物质运输和防御,物质运输由心血管系统承担,防御由淋巴系统承担。

泌尿系统的主要功能是排泄体内产生的代谢废物。

神经系统的主要功能是协调体内各系统的活动,使之成为一个有机整体,并与外界环境发生相互作用。

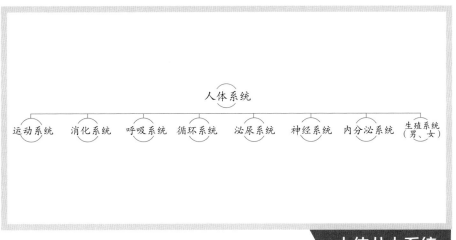

人体八大系统

内分泌系统的主要功能是通过产生和释放各种激素,对人体生长发育、生殖、物质代谢等生理活动进行调节,维持人体内环境相对稳定。

生殖系统分为男性生殖系统和女性生殖系统,主要功能是产生生殖细胞,即精子和卵子,繁衍后代。

免疫系统的主要功能是识别、清除入侵的外来抗原(如细菌、病毒、真菌等)、体内衰老细胞、死亡细胞、发生突变的肿瘤细胞和其他有害成分,以及调控自身免疫功能,保持免疫系统功能稳定,使人体免于感染外来疾病和防止自身生病。

干细胞

疾病 | 衰老 | 美容

经络系统的主要功能是能够反映人体正常生理功能和病理状态变化,通过这些变化可以帮助诊断疾病。

人体的每一个系统都是由不同器官组成的,或者说,不同器官按照一定顺序有机结合在一起完成一种或几种特定生理功能的结构就是系统。系统由多种器官组成,各器官间既相对独立又紧密结合,形成一个有机整体。譬如,消化系统由消化道和消化腺组成,其中消化道包括口腔、咽、食管、胃、小肠(十二指肠、空肠、回肠)和大肠(盲肠、阑尾、结肠、直肠、肛门)等,消化腺包括小消化腺(散布于消化管管壁)和大消化腺(唾液腺、肝脏、胰脏)两种。

每一种器官都是由几种不同类型的组织发育分化形成的,具有特定的形态和功能。譬如,消化器官有口腔、咽、食管、胃、十二指肠、空肠、回肠、盲肠、阑尾、结肠、直肠、肛门、唾液腺、肝脏、胰脏等。这些器官由不同的组织有机结合在一起而形成,具有特定的形态和结构。

每一种组织又是由许多形态相似、结构和功能相同的细胞通过细胞间质结合在一起形成的,是具有一定形态结构和功能的细胞群。人体共有四大组织,包括上皮组织、结缔组织、肌肉组织、神经组织。人体内所有器官、系统都是由这些组织构成。

组织是人体十分重要的结构层次,它上承器官,下接细胞,在利用干细胞再生器官及其临床移植中具有重要的医学意义。近年来,干细胞组织工程已经成为生物医学研究的热点和前沿领域,日益受到国内外的重视。

细胞是人体结构和功能的基本单位,构成人体所有组织、器官和系统。人体由200多种细胞组成,不同种类的细胞形态、大小、寿命和生理功能都不同。

> 人体从宏观到微观的结构层级,依次是系统、器官、组织、细胞。

生命的种子

在人的受精过程中,精子和卵子结合,形成合子,或称受精卵。受精卵其实就是一个融合细胞,但这个细胞具有全能性,所谓全能性就是有发育成为完整人类个体的潜在能力。或者说,受精卵是一个干细胞,而且是全能干细胞。受精卵不断经过细胞分裂(卵裂),逐渐发育分化出组织、器官、系统,形成胚胎、胎儿,最后由母体子宫产出,呱呱落地成为新诞生的婴儿。

值得一提的是,在受精卵形成胚胎的过程中,一个受精卵细胞经过 3 次分裂后形成的 8 个细胞都具有全能性,也就是说,理论上讲,这 8 个细胞都具有形成胎儿的潜在能力。这个理论早已在良种家畜繁育中得到验证。譬如,奶牛通常一胎产一崽,为了提高良种奶牛的繁殖率,可将受孕奶牛的早期胚胎通过外科手术取出来,切割成几份,除一份移植到受孕奶牛子宫内,其余分别移植到未怀孕的母牛子宫内,继续进行胚胎发育,最后诞生出良种小奶牛。这种术怀孕的母牛称为"代理母亲",可以是耕牛、肉牛等普通家畜,本身与产下的良种小奶牛之间没有血缘关系。这种技术就是"胚胎分割",或称"胚胎工程"。

在现代生物学的基本理论中,细胞是生物体结构和功能的基本单位。单细胞生物本身就是一个细胞,譬如细菌、蓝藻、酵母菌、草履虫、变形虫等。这些低级生物的繁殖能力非常强,它们通过简单的细胞分裂,产生的一个个新细胞,就是一个个新个体。这些个体由于是呈指数级繁殖诞生的,数量极其庞大。在生存条件不利的情况下,譬如高温、干旱、寒冷、放射线等,有些细菌可以形成芽孢。当环境条件适宜时,这些芽孢又可以萌发,长成新的细菌。在正常环境条件下,真菌等生物也通过孢子进行繁殖。从成熟真菌体上产生的孢子,当散落到适宜环境中,就可以萌发长出新个体。这有点儿像田野上成熟的蒲公英,当白色絮状的种子被风吹散,飘落到温暖、湿润、肥沃的土壤时,会萌发长出新的蒲公英植株。

在多细胞生物中,有些昆虫具有孤雌生殖现象。譬如蜜蜂,未受精卵发育成雄蜂,负责与蜂后交配,但交配后就会死去。受精卵则发育成了蜂后和工蜂,蜂后负责繁殖,工蜂负责采花酿蜜。通常一个蜂群都是这个蜂后的后代,因而蜂后又叫蜂王。蜂后和工蜂都是由受精卵发育来的,为什么体型差别这么大呢? 原因就在于蜂后持续不断地吃着蜂王浆,而工蜂没有。但是,雄蜂是从单个生殖细胞发育形成的个体。从这个意义讲,这单个生殖细胞就是全能干细胞。

　　所以说,新生命是从单个细胞开始诞生的,细胞尤其是干细胞是生命的种子。

人体的结构和功能

就像房子是由砖块构成的一样,人体这座生命大厦是由细胞构成的,细胞就是构成人体生命大厦的砖块。人体都是起源于一个受精卵细胞,这个细胞经过大约 38 周,在母体子宫内分裂、增殖、分化,逐渐生长发育为胚胎、胎儿,最后娩出。

那么,最初这个神奇的受精卵细胞经过长期分裂、生长、发育,长成的人体有多少细胞呢? 据估计,人体细胞的数量有 40 万亿～ 60 万亿个,这无疑是个天文数字!

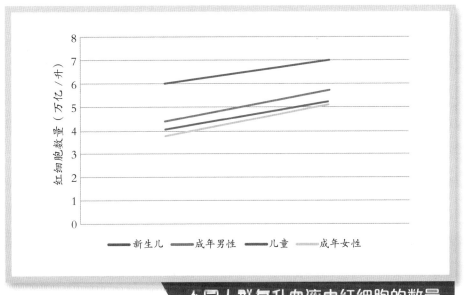

不同人群每升血液中红细胞的数量

人体内大约有 200 多种细胞,包括神经细胞、神经胶质细胞、骨骼肌细胞、平滑肌细胞、心肌细胞、脂肪细胞、骨细胞、软骨细胞、成骨细胞、红细胞、白细胞、血小板、B 淋巴细胞、T 淋巴细胞、巨噬细胞、肥大细胞、成纤维细胞、上皮细胞等。人体内数量最多的细胞是红细胞（新生儿为 6.0 万亿～7.0 万亿/升；儿童为 4.0 万亿～5.2 万亿/升；成年男性为 4.4 万亿～5.7 万亿/升；成年女性为 3.8 万亿～5.1 万亿/升）。随着新生儿长大成人，每升血液中的红细胞数量明显减少，其中女性比男性少。与数量庞大的红细胞相比，人体内白细胞的数量则少得多（新生儿为 0.015 万亿～0.020 万亿/升；儿童为 0.005 万亿～0.012 万亿/升；成年人为 0.004 万亿～0.010 万亿/升），大约为红细胞的千分之一。随着新生儿长大成人，每升血液中的白细胞数量也是明显减少。但是，由于成年人体内的血液容量大，红细胞的数量十分惊人。譬如，一位体重 65 千克的男人体内约有 5 升血液，他的红细胞总数是 22.0 万亿～28.5 万亿个。相比之下，人体的"司令部"——大脑的细胞数则少得多，仅有约几百亿个。

人体细胞的平均直径为 10～20 微米，需要借助显微镜才能看见。人体内最大的细胞是成熟卵细胞，直径在 200 微米左右，但即使这样，人的肉眼也是看不到的，因为正常人肉眼的分辨率一般在 250～300 微米，小于 300 微米很难分辨清楚。人体最小的细胞是血小板，直径仅有约 2 微米。所以，人体内的细胞是一个微观世界。但这并不等于说人的肉眼看不见所有的细胞，我们日常吃的一枚枚鸡蛋都是一个个细胞。鸡蛋有受精的，也有没受精的，只有受精的才能孵化出小鸡。世界上最大的细胞是鸵鸟蛋，高度可达 15～16 厘米，宽度可达 11～13 厘米，质量可达 1～1.5 千克。

人体细胞是有寿命的，红细胞寿命为 120 天，血小板寿命为 7～14 天，白细胞寿命为 4～5 天，肠黏膜细胞寿命为 3 天，味蕾细胞寿命为 10 天，肝细胞寿命为 150 天，指甲细胞的寿命为 6～10 个月，神经细胞的寿命可达几十年，几乎同人体寿命相等。当然，不同组织器官以及同一组织器官的同一种细胞,在生理病理状况不同时,寿命会相差很大。中性粒细胞是白细胞的一种,它在吞噬炎症细菌时寿命是 6 ～ 8 小时,而在正常情况下寿命为 4 ～ 5 天。

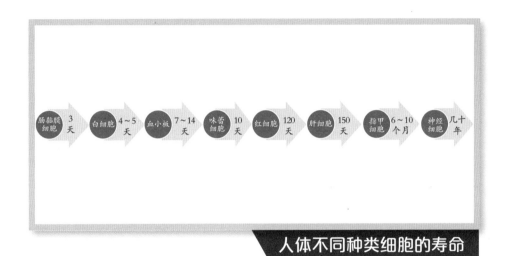

肠黏膜细胞 3 天　白细胞 4～5 天　血小板 7～14 天　味蕾细胞 10 天　红细胞 120 天　肝细胞 150 天　指甲细胞 6～10 个月　神经细胞 几十年

人体不同种类细胞的寿命

整个人体,每分钟有大约 1 亿个细胞死亡,其中 3 000 万个是血液细胞。死亡的细胞需要得到及时补充,人体生长、创伤愈合等生理病理活动也需要新细胞。产生新细胞最重要的源泉是人体内的各种干细胞。

譬如,造血干细胞通过增殖分化,可以产生各种血细胞;成体干细胞通过增殖分化,可以再生所在组织器官的细胞,进行对死亡细胞的替代或创伤修复。各种干细胞是人体内最富有生命力的细胞族群。

按照再生潜力,干细胞分为全能干细胞、亚全能干细胞、多能干细胞和专能干细胞。全能干细胞能够再生完整个体;亚全能干细胞除不能再生完整个体外,可以再生人体内各种组织器官;多能干细胞可以再生人体内多种组织细胞类型;专能干细胞只能再生一种组织细胞类型或密切相关的两种组织细胞类型。专能干细胞,又叫单能干细胞,具有再生修复特定类型组织损伤的功能。同普通细胞一样，干细胞种类也是非常丰富的。

虽然人体内细胞种类繁多，数量庞大，但绝大多数细胞都有共同结构，那就是细胞膜、细胞质、细胞核，其中细胞核是整个细胞的"指挥部"，里面储存着调控细胞各种生命活动的遗传信息。当然，红细胞是个例外，成熟的红细胞没有细胞核，这样可以装载更多的氧气和二氧化碳，发挥运输功能。

> 正因为细胞世界缤纷多彩，生命活动才如此神奇。

人体组织器官构建

发育分化之谜

细胞是生物体基本的结构和功能单位。不具有细胞结构的生命体，如病毒、朊病毒（一种感染性蛋白质，是疯牛病的致病因子）、类病毒（一种感染性核糖核酸，即 RNA，是许多植物的病原体）等，都寄生在细胞内生活和繁殖，离开了细胞这个宿主，这些生命体就无法进行生命活动，只能失活或进入休眠状态。

细胞生命活动受到自身遗传物质调控，同时也受到外来物质影响。当细胞受到细菌、病毒、真菌等病原体入侵时，自身生命活动就会受到干扰，甚至造成死亡。但是，有一些外来物质却能改变细胞的发育分化能力,使普通体细胞具有干细胞特性。譬如,诱导多能干细胞(induced pluripotent stem cell,ips cell),即 iPS 细胞。2006 年,日本京都大学科学家山中伸弥(Shinya Yamanaka)首先报道了 iPS 细胞,研究成果发表在世界著名学术期刊《细胞》(Cell)上,一时引起生物医学界的普遍关注。由于这一成就,2012 年山中伸弥获得了"诺贝尔生理学或医学奖"。

这是一个什么发现呢?获得了世界级大奖?

原来山中伸弥的科研团队,把 4 种基因(*Oct3/4*、*Sox2*、*c-Myc* 和 *Klf4*)转入了小鼠成纤维细胞,使普通体细胞变成了干细胞。本来小鼠成纤维细胞是已经完成了分化的细胞,不具有分化为其他细胞的能力。但当成功转入这些基因后,具有了胚胎干细胞能力,可以分化为其他种类的细胞。2007 年,山中伸弥实验室和汤普森(Thompson)实验室又几乎同时报道,iPS 细胞技术也能诱导人皮肤细胞成为和胚胎干细胞类似的多能干细胞。不同的是,山中伸弥实验室转入的四种基因是 *Oct3/4*、*Sox2*、*c-Myc*、*Klf4*,汤普森实验室转入的四种基因是 *Oct4*、*Sox2*、*Nanog*、*LIN28*。

由于转入外源基因的干细胞在临床治疗时具有安全风险,后来国内外一些生物医学家开始研究,通过改变普通体细胞的生存环境使之转化为干细胞。若能成功,就可以极大地拓展干细胞来源,因为天然来源的干细胞数量极为稀少,在临床上大规模应用受到一定限制。

2014 年伊始,80 后美女科学家、日本理化学研究所发育与再生医学综合研究中心学术带头人小保方晴子(Haruko Obokata)在英国著名国际权威杂志《自然》(Nature)上连发两篇文章,阐明了刺激触发获得全能性（stimulus triggered acquisition of pluripotency，STAP）细胞的理念及制备方法。她是利用一种低 pH 的弱酸性溶液处理小鼠淋巴细胞，使之去分化（与分化方向相反的转化）从而获得具有干细胞特性的细胞。但是后来事情发生了戏剧性变化。

令人大跌眼镜的是，小保方晴子的这项研究被证实涉嫌学术造假。最终已经发表的研究论文被撤稿，博士学位也被母校早稻田大学取消。心灰意冷的她，只好宣布辞职。曾经轰动一时的世界科技明星、日本的"居里夫人"跌落神坛。在一次国际干细胞大会上，笔者曾与日本山梨大学范教授讨论过试验结果重复问题，双方都认为暂时重复不出来不是检验试验结果的唯一标准。其实，有些生物医学研究的成功率本来就非常低，譬如克隆羊多莉的试验成功率仅有 0.36%，这可能与最初技术不够成熟有关。短期内重复不出来，也不见得是技术本身不可行，可能是由于众多影响试验结果的因素某一个出了问题。科学研究是一个不断完善的过程，也是一个长期验证的过程。如何将已经完成分化的成体细胞转分化为干细胞？这原本就是一个世界性难题。

近年来，国内外一些实验室一直在探索"通过改变环境条件进行诱导，不转入外源基因，使普通体细胞转分化为干细胞"这一世界性难题，但迄今为止，并没有明确结论。不仅如此，干细胞怎样分化为其他类型的组织细胞，也没有完全弄清楚。迄今为止，一些干细胞发育分化机制问题，仍是未解之谜。

但是，目前在实验室中鉴定干细胞的重要标准之一，是在体外培养条件下，能否分别诱导分化为软骨细胞、骨细胞和脂肪细胞。

自然孕育

人类的生殖细胞是精子和卵子,均为单倍体细胞,含有 23 条染色体,其中一半精子含有 Y 染色体,另一半精子含有 X 染色体。在输卵管壶腹部,精子遇到卵子,结合后成为受精卵,这个过程叫受精,或称受孕。受精卵为二倍体细胞,含有 46 条染色体。

男子一次射出的精液有 2 ～ 6 毫升,每毫升精液通常含有超过 6 000 万个精子。尽管精子数量庞大,但是卵子一次只能结合一个精子,只有最强壮、勇敢的精子才有机会与卵子结合。若是含有 Y 染色体的精子(22+Y)和卵子(22+X)结合成为受精卵(44+XY),将发育出男性胎儿;若是含有 X 染色体的精子(22+X)和卵子(22+X)结合成为受精卵(44+XX),将发育出女性胎儿,这就是人类生男生女的奥秘。有人认为生男生女是由母亲单方面决定,这不科学。应该是与父母双方都有关系,因为既有男方提供的 Y 精子、X 精子的质量和活力问题,又有女方输卵管环境最适合与哪种精子结合的问题。

受精过程是在输卵管上段完成,之后受精卵沿输卵管向子宫方向移行,同时受精卵开始不断地进行细胞分裂,称为卵裂。随着卵裂持续进行,细胞数量不断增加,体积逐渐变小,到第三天形成一个由众多细胞构成的实心细胞团,称为桑椹胚。受精后第四天,随着桑椹胚细胞继续分裂,细胞间出现小间隙,逐渐汇合为大间隙,形成空心细胞团,称为囊胚,又称胚泡。胚泡进入子宫腔,不断长大,与子宫内膜接触,逐渐埋入子宫内膜,这一过程称为植入,或称着床。植入从受精后第 5 ～ 6 天开始,第 11 ～ 12 天结束。胚泡就像植物的种子,植入子宫内膜后就好比埋入土里,获得母体丰富的营养供应后,开始发芽。

胚泡外面是滋养层,为一层扁平细胞;内部是一空腔,有内细胞群。内细胞群发育分化为由内、中、外三个胚层构成的胚盘,是人体各组织器官的原基,人体各器官和组织就起源于这三个胚层。

外胚层发育的组织器官包括神经系统(中枢神经系统和周围神经系统)的主要器官、松果体、神经垂体、视网膜、角膜上皮、晶状体、牙釉质、皮肤表皮及其附属器、口腔黏膜、鼻腔黏膜、肛门上皮等;中胚层发育的组织器官包括泌尿生殖系统的主要器官等;内胚层发育的组织器官包括消化管、消化腺、呼吸道、肺、中耳、甲状腺、甲状旁腺、胸腺、膀胱、阴道等的上皮组织。滋养层细胞发育分化为胎膜和胎盘,是对胚胎具有保护、营养、呼吸、排泄、内分泌等作用的附属结构。胎儿娩出后,胎膜、胎盘连同子宫蜕膜一起排出母体外,统称为衣胞。

从受精到胎儿自然娩出,大约需要 38 周的时间。若从孕妇末次月经第一天到胎儿自然娩出,大约 40 周的时间。整个胎儿发育过程要经历 266 天左右,会因孕妇个体差异略有不同。

俗话说"十月怀胎一朝分娩",实际为九个月左右,到不了十个月。其中第一个月是胚芽期,胚芽长 0.5 ～ 1 厘米,形状很像一条小海马;第二个月是胚胎期,胚芽发育成胚胎,胎儿身长 2 ～ 3 厘米,体质量约 4 克,长出了手、脚、眼睛、耳朵、嘴,脸部能辨别出人形,能监听到心脏跳动,身体开始伸直;第三个月是胎儿期,手指、脚趾清晰可见,胎盘形成脐带并逐渐长长,性器官形成,月底胎儿可达 9 厘米长;第四个月,胎儿的眼睛、鼻子、耳朵已完全形成,身长约 18 厘米,体质量约 120 克,胎儿泡在羊水里,像桃花水母在海水里荡来荡去;第五个月,胎儿的运动神经和感觉神经开始发育,出现肌肉细微活动,能感觉到胎动,肝脏开始造血,全身开始长毛,头发、指甲长出来,身长 23 ～ 25 厘米,体质量

250 ～ 300 克;第六个月,胎儿长出头发、眉毛、睫毛、骨骼长得结实,但由于没有皮下脂肪,显得精瘦,长约 30 厘米,体质量约 650 克;第七个月,胎儿眼睑打开,有眼睫毛,大脑逐渐发达起来,感觉系统逐渐增强,眼睛对光线的明暗有反应,身长 35 ～ 38 厘米,体质量约 1 000 克;第八个月,胎儿发育接近成熟,此时产出也能存活,身体出现一块块小肌肉,双腿又蹬又踢,胎动明显增强,听觉系统发育完成,开始有了意识,身长约 40 厘米,体质量约 1 800 克;第九个月,胎儿大脑尽管没有完全发育成熟,但已经十分发达,对外部刺激有了喜欢或讨厌的表情变化,体内各个器官已经发育成熟,身体变成圆形,皮肤有光泽,身长约 45 厘米,体质量约 2 500 克;第十个月,婴儿诞生。

精子和卵子结合的受精过程,可以在亲生母亲体内进行,也可以在试管内进行,后者称为辅助生殖技术,产生的婴儿称为试管婴儿。辅助生殖可以解决男女不孕不育问题,进行香火延续。

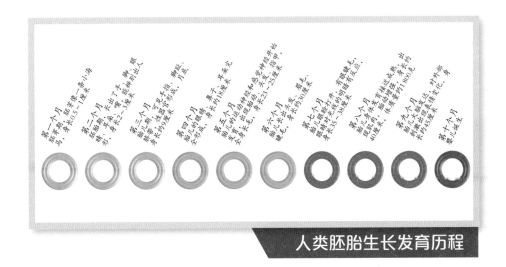

人类胚胎生长发育历程

自 1978 年 7 月 25 日世界首例试管婴儿在英国诞生,迄今试管婴儿技术已经发展到了第三代。中国试管婴儿技术的发展很快。中国大陆第一例试管婴儿叫郑萌珠，诞生于 1988 年 3 月 10 日北京大学第三医院，母亲是甘肃一位民办教师，患输卵管阻塞，结婚 20 年未怀孕。郑萌珠诞生后身体、智力发育状况良好，长相似她母亲，如今早已大学毕业。2011 年 11 月 27 日，首例第三代试管婴儿在上海诞生。2019 年 4 月 15 日，中国大陆首例试管婴儿郑萌珠，在北京大学第三医院她当年出生的地方，顺利产下一名男婴，身长 52 厘米，体重 3 850 克。这是中国大陆首例"试管婴儿二代宝宝"，具有重要的生物医学意义和社会意义。

无论是自然受孕还是人工受孕，受精卵的增殖、分化、生长、发育，直至胚胎形成，都是受到细胞内基因调控的结果。正是由于细胞内的各种基因按照先后顺序在细胞不同部位有序表达，整个胚胎发育过程才得以顺利进行。这种不同基因在时间和空间上差异表达的过程，就像预先设定的计算机程序一样，称为基因编程表达，或者称为基因的时空差异表达。人体设定基因表达程序的一种编程语言是染色体开放状态。

对于人类胚胎发育来说，哪些基因先表达，哪些基因后表达，在什么地方表达，都是人类胚胎发育的顶级秘密，也是生命科学的最大难题之一，迄今科学界还没有揭开谜底。

但是，科学家已经在科学研究中找到了一些线索。譬如，在进化历史中最新出现的基因会优先表达，最后出现的基因往往会延后表达。这就是基因编程的结果。

体外再生

试管婴儿技术虽然人为干预了受精过程以及改变了受精场所(子宫),但是精子、卵子、子宫都是天然的人体细胞、器官,胚胎发育过程仍是自然发生、发展,最终诞生的是婴儿个体。然而在临床上,许多有组织器官功能衰竭或结构功能严重障碍的患者,迫切需要进行组织器官移植,但是受到组织器官来源困难的限制(捐献者极少、捐献途径不足),众多患者没有合适的组织器官可供移植,导致得不到有效治疗。若能在体外再生需要的组织器官,用于临床移植治疗,可使更多患者得到有效治疗。

在体外再生组织器官的技术统称组织工程。若再生的是器官,也叫器官工程。它是利用种子细胞、生物材料支架、组织工程生物反应器、生长因子等材料和设备,在体外模拟组织器官在体内的生长发育环境,从而再生出需要的组织器官。

种子细胞是再生组织器官的基础,再生的组织器官是由它们增殖、分化、发育形成。种子细胞的选择至关重要,就像优良的植物种子更容易发芽和长出健康植株一样,理想的种子细胞更利于组织器官再生。

由于具有可塑性强、增殖分化能力旺盛、能再生其他类型组织细胞等优势,各种干细胞是理想的种子细胞。生物材料支架,一方面为再生的组织器官塑形,另一方面为种子细胞提供增殖分化场所;待组织器官再生完成后,生物材料支架可被细胞释放的水解酶降解吸收,变为细胞养料。组织工程生物反应器模拟体内组织细胞生长的物理(机械刺激、生物电、流体力学等)、化学(pH、温度、离子浓度等)、生物环境(细胞外基质、激素、神经递质、生长因子等),为组织器官再生创造适宜环境。生长因子可以调节种子细胞发育分化、再生需要的组织器官。组织工程涉及医学、生物学、工程学、材料学、计算机科学、3D 打印、4D 打印等众多学科技术，是一门新兴的边缘学科，属于当代科学的前沿领域。

组织工程技术自诞生以来取得了众多可喜的成绩，有些组织工程产品得到了临床应用，如组织工程皮肤、组织工程软骨、组织工程骨、组织工程血管、组织工程心脏瓣膜、组织工程角膜等，尤其是组织工程皮肤，产品种类多，技术相对成熟。但是，一些复杂人体器官，如肾脏、心脏、肺脏、肝脏、胰脏等，迄今在体外还无法再生。主要原因是，目前在实验室里还无法真正复制胚胎在母体子宫里的生长发育环境，同时对胚胎发育的遗传基因调控机制还知之甚少。当然，随着现代生物医学快速发展，将来肯定会出现越来越多的组织工程器官，为更多等待器官移植的患者带来福音。

细胞转化及疾病发生

肿瘤干细胞

干细胞是未完成分化的不成熟细胞，在一定条件下，可以分化为其他类型的成熟细胞，同时干细胞具有旺盛的分裂增殖能力。干细胞的这些特点与肿瘤细胞有些类似。

肿瘤细胞表现出未成熟细胞的一些特点，如分裂增殖行为失去控制等。在体外培养条件下，正常细胞分裂增殖铺满瓶底成单层后，不再继续分裂增殖，称为接触抑制。但是肿瘤细胞在体外培养时，不会出现接触抑制现象,当肿瘤细胞分裂增殖铺满瓶底后,还会继续分裂增殖,表现出多层生长现象。科学家研究认为,肿瘤组织中存在着类似"干细胞"性质的细胞,称为肿瘤干细胞。

肿瘤干细胞,一方面通过自我复制、更新来维持自身存在,另一方面通过无限分裂增殖来维持肿瘤细胞群的生命力。研究表明,肿瘤由一群异质性细胞组成。所谓"异质性",就是肿瘤组织内的细胞在生物学特性、基因表达等方面并不完全相同。这种异质性是恶性肿瘤的特征之一。在这些异质性细胞中,肿瘤干细胞只占其中一小部分。

肿瘤干细胞虽然数量稀少,但肿瘤的发生、转移、复发都与肿瘤干细胞有关。肿瘤干细胞具有多向分化能力,譬如生殖细胞肿瘤可以转变为非生殖细胞肿瘤;经雄性激素治疗后,前列腺癌可以转变为小细胞癌、鳞癌或癌肉瘤等。肿瘤干细胞的成瘤能力要比普通肿瘤细胞强数百倍以上,这种无限分裂增殖能力,以及可以诱导血管形成的能力,使肿瘤的发生成为可能。肿瘤干细胞的运动和迁徙能力,又使肿瘤的转移成为可能。肿瘤干细胞可以长时间处于休眠状态,且对化疗药物和放疗射线不敏感,当肿瘤患者经一段时间放疗、化疗后,虽然大部分普通肿瘤细胞被杀死,但一些幸存的肿瘤干细胞在环境适宜时会大量分裂增殖,导致肿瘤复发。

正是由于肿瘤干细胞的存在,一些常规治疗手段,包括放疗、化疗、外科手术、生物治疗等,往往不能做到斩草除根,造成治疗失败。目前肿瘤是世界上死亡率较高的重大疾病之一,而且发病率呈逐年上升趋势,严重威胁着人类健康。

干细胞
疾病｜衰老｜美容

> 深入研究、认识、控制肿瘤干细胞，对于人类健康具有重要意义。

正常细胞与肿瘤细胞

科学研究表明，肿瘤的发生与物理、化学、生物等因素有关。物理因素包括阳光中的紫外线（可引起皮肤鳞状细胞癌、基底细胞癌和恶性黑色素瘤）和电离辐射（X射线、γ射线）等。化学因素包括亚硝胺（肉类食品加工中常用的保存剂和着色剂，亚硝酸盐可在胃内转变为亚硝胺）、二噁英、苯并芘（存在于烟熏和烧烤食品）、乙萘胺、联苯胺（纺织品染料）、二甲基氨基偶氮苯（过去曾用于黄油和人造黄油的上色）、猩红（用于食品上色）、环磷酰胺（抗癌药、免疫抑制剂，可诱发粒细胞性白血病）、黄曲霉毒素（存在于霉变食品中）等各种化学致癌剂。生物因素包括乙型肝炎病毒、丙型肝炎病毒、EB病毒、幽门螺杆菌、埃及血吸虫、劳氏肉瘤病毒、人乳头瘤病毒等。目前绝大部分肿瘤（约80%）由化学因素引起。

肿瘤的发生是一个长期分阶段的过程，在这个过程中，伴随着癌基因激活以及抑癌基因失活。肿瘤是一种遗传性疾病，涉及多种基因的表达程序变化。通过肿瘤易感基因检测分析，可以评估一个人感染肿瘤的风险性，以及应该避免哪些环境因素，减少肿瘤发病机会。譬如，酗酒与患癌的风险。

酒精（乙醇）在人体内代谢和解毒涉及两种酶：首先，在乙醇脱氢酶的作用下，乙醇被氧化成乙醛；其次，在乙醛脱氢酶的作用下，乙醛被氧化成乙酸。乙酸可进一步在体内代谢，最终氧化成二氧化碳和水，释放出热量（这就是饮用一定量高度酒后，身体感到暖和、发热的原因；天气寒冷时，有人喜欢饮酒驱寒）。

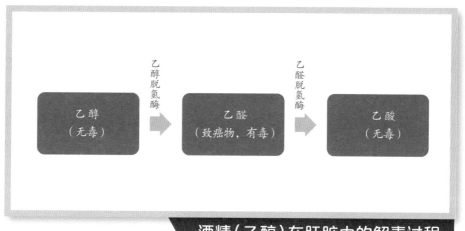

乙醇（无毒）　→（乙醇脱氢酶）→　乙醛（致癌物，有毒）　→（乙醛脱氢酶）→　乙酸（无毒）

酒精（乙醇）在肝脏内的解毒过程

　　在第一步中产生的乙醛，具有扩张血管的作用，这是酒后脸红的主要原因。低浓度的乙醇本身无毒，但乙醛具有很高毒性，还是一种致癌剂。若编码乙醇脱氢酶或乙醛脱氢酶的基因发生突变，导致乙醇脱氢酶活性增加或乙醛脱氢酶活性降低，生成的乙醛不能及时氧化解毒，长期累积就可能引起细胞发生癌变。

　　引起乙醇脱氢酶活性增加或乙醛脱氢酶活性降低的乙醇脱氢酶基因型或乙醛脱氢酶基因型就是癌症易感基因。通过分析检测这些癌症易感基因，就能评估一个人长期饮酒的致癌危险性。对于高风险人群，建议不要饮酒。此外，乙醇是在人体肝脏中代谢解毒的，长期饮酒容易患上酒精肝，从而严重影响肝脏的代谢和解毒能力。

　　肿瘤细胞来源于发生了基因突变的正常细胞。当人体仅出现少量癌细胞时，人体免疫系统有可能把这些癌细胞清除掉，把肿瘤消灭在萌芽状态。然而,当人体出现大量癌细胞时,人体免疫系统就会不堪重负,或是虽然仅有少量癌细胞出现但是人体免疫系统存在缺陷或发生功能障碍,这时癌细胞就会不断增殖分化,导致肿瘤发生发展。

近年来研究发现,肿瘤细胞最初来源于发生了基因突变的干细胞。确切地说,早期肿瘤干细胞来源于发生基因突变的成体干细胞。成体干细胞是干细胞的一种类型,是未分化细胞,存在于人类已经分化的组织中。肿瘤干细胞从正常干细胞蜕变而来,同时继承了正常干细胞的某些生物学特性,如无限分裂增殖能力、多向分化能力、迁徙和归巢能力等。肿瘤干细胞是肿瘤细胞中最重要的一种类型,可以多向分化为其他类型的肿瘤细胞。它的诞生对于肿瘤发生发展至关重要。

肿瘤干细胞和正常干细胞有何异同呢?

相同之处是,两种细胞都具有无限分裂增殖、多向分化、归巢等能力。不同之处是,正常干细胞的无限分裂增殖能力受到严格调控,可以多向分化为其他组织类型的具有正常生理功能的细胞,而肿瘤干细胞的无限分裂增殖能力不受控制,可以多向分为其他类型的肿瘤细胞。

肿瘤细胞能不能转化为正常细胞、肿瘤干细胞能不能转化为正常干细胞呢?

从理论上讲应该是可以的。因为正常细胞转化为肿瘤细胞、正常干细胞转化为肿瘤干细胞都是细胞的基因编程发生了改变,只要肿瘤细胞、肿瘤干细胞能够恢复正常细胞、正常干细胞的基因编程,肿瘤细胞、肿瘤干细胞就可能转化为正常细胞、正常干细胞。在临床实践中,就有肿瘤自愈现象。

但是,究竟是人体免疫系统清除了肿瘤细胞,还是肿瘤细胞变成了正常细胞？还需要更多的研究证据。

成熟体细胞与干细胞

成熟体细胞是一种完成了分化的细胞,在人体中执行特定的生理功能,如骨细胞、软骨细胞、心肌细胞、脂肪细胞、神经细胞、神经胶质细胞、成纤维细胞等。干细胞则是尚未分化的细胞,可以多向分化为其他组织类型的细胞,如脐带间充质干细胞,可以诱导分化为骨细胞、软骨细胞、脂肪细胞等多种类型细胞。

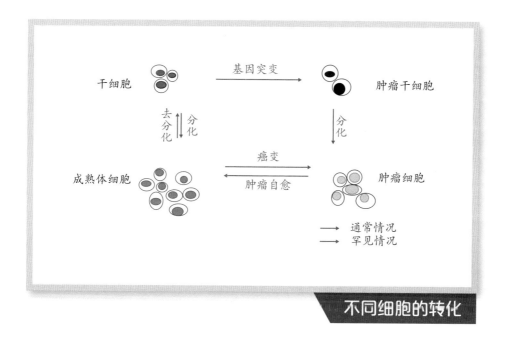

不同细胞的转化

成熟体细胞可以通过不同的途径转化为干细胞。前面提到的 iPS 细胞,就是通过导入一些外源基因,使成熟体细胞转化为干细胞。还有一些方法,不是通过导入一些外源基因,而是通过改变成熟体细胞生长发育的物理、化学、生物等环境条件,诱导成熟体细胞的基因组发生重编程,将成熟体细胞转化为干细胞。由于没有外来遗传修饰,这种方法获得的干细胞在临床应用上更为安全。

干细胞转化为成熟体细胞,属于干细胞正常发育分化,是干细胞最重要的生理功能之一。

人类组织器官是怎样修复的

干细胞是150多年前偶然从动物实验中发现的。在发现后的一百多年里，干细胞一直默默无闻，直到进入21世纪，才逐渐火起来。干细胞的作用机制广泛而复杂，使其能够不同程度地重建发生损伤的组织器官结构，修复出现障碍的组织器官功能，达到治疗疾病的目的。与传统西药、中药相比，干细胞药物具有独特优势。

干细胞的发现和应用简史

最早发现的干细胞

干细胞最早于 19 世纪下半叶被科学家偶然发现。那是 1867 年，德国实验病理学家尤利乌斯·科恩海姆（Julius Friedrich Cohnheim）研究伤口炎症，他在实验中给动物静脉注射不溶性染料苯胺，结果在动物损伤远端的部位发现了含有染料的细胞，包括炎症细胞以及与纤维合成有关的成纤维细胞，由此他推断实验动物骨髓中存在一种非造血功能的干细胞。于是，尤利乌斯·科恩海姆首次提出了骨髓干细胞的概念。

到了 1974 年，亚历山大·弗里登施泰因（Alexander Friedenstein）及其同事第一次从骨髓中分离出了这种干细胞，证实它与大多数骨髓来源的造血细胞不同，可快速贴附到体外培养容器上，能产生纤维细胞样克隆，在体外培养中呈旋涡状生长，具有自我复制更新能力。亚历山大·弗里登施泰因及其同事还证实，接种骨髓细胞悬浮液，每个干细胞可形成不同的克隆，并且干细胞增殖数与集落数之间有线性关系。每个干细胞就是一个成纤维细胞样集落形成单位（colony-forming unit fibroblast，CFU-F)，并用染色体标志物、^{3H} - 胸腺嘧啶核苷标记、延时照相和泊松分布来进行研究。亚历山大·弗里登施泰因鼓励其他科学家和医生进行干细胞移植应用，治疗一些重大疾病。

直到 1991 年，美国生物学家阿诺德·凯普兰（Arnold Caplan）将这种骨髓细胞正式命名为"间充质干细胞(mesenchymal stem cell, MSC)"。他认为,这种骨髓来源的间充质干细胞具有分化为骨、软骨、肌肉、骨髓基质、肌腱、韧带、脂肪和其他结缔组织的潜能。2005 年,国际细胞治疗协会宣布,首字母缩写词"MSC"为多潜能间充质基质细胞。骨髓间充质干细胞又称为"骨髓基质细胞",是最早被发现和研究的干细胞。

首先应用的干细胞

细胞治疗的概念要追溯到 15 ~ 16 世纪,当时德国著名内科医生、炼丹家、自然哲学家帕拉塞尔苏斯(Paracelso)主张医疗要基于经验,提出"心治愈心,肺治愈肺,脾治愈脾……同类物可治愈同类物",是最早提出用含有细胞的活体组织器官治疗某些疾病的设想。细胞治疗的实践则始于 1667 年,法国医生丹尼斯(Jean-Baptiste Denis)将小牛血注射给一位精神病患者,这是首次有记载的细胞治疗方法,是医学史上的里程碑事件。其实小牛血里是含有干细胞的,但是由于数量极其稀少,还不能称为干细胞治疗。

动物血液里的干细胞对人有治疗作用,实际上人的干细胞对动物也有治疗作用。笔者在利用人羊膜间充质干细胞治疗大鼠 1 型糖尿病的实验研究中,发现人干细胞对大鼠糖尿病具有明显的治疗效果。

1930 年,瑞士人保罗·尼汉斯(Paul Niehans)把从羊胚胎器官中分离出的细胞注射到人体中,出乎预料地没有引发拒绝异体蛋白的天然免疫反应,于是开始应用这类羊胎素活细胞进行皮肤年轻化治疗,并成为活细胞治疗皮肤年轻化的著名医师。次年,保罗·尼汉斯又将牛的甲状腺剪成小组织块，溶在生理盐水中，再注射到患者体内，用于治疗甲状腺功能低下。正是由于这些开拓性的工作，保罗·尼汉斯被称为"细胞治疗之父"。从此，细胞治疗的概念开始被人们接受，并逐渐在临床上得到应用。

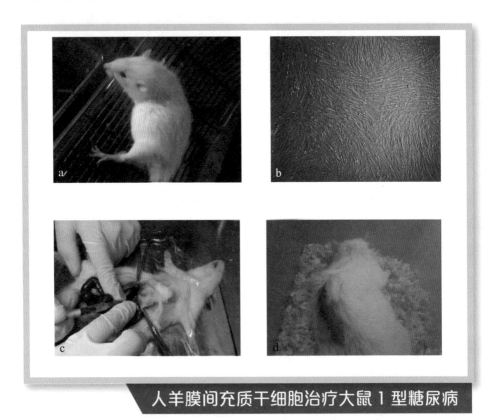

人羊膜间充质干细胞治疗大鼠1型糖尿病

a：1型糖尿病大鼠；b：人羊膜间充质干细胞；c：肝门静脉注射移植干细胞；d：移植治疗后的大鼠

　　1956年，美国西雅图华盛顿大学教授爱德华·唐纳尔·托马斯（Edward Donnall Thomas）完成了世界上第一例人类骨髓移植治疗白血病的手术，这也是世界上第一例干细胞移植手术。手术是在双胞胎间进行的，这使手术更容易成功，因为双胞胎的基因基本相同，不需要进行骨髓配型。在骨髓移植中,起治疗作用的主要是骨髓中的两种干细胞,即造血干细胞和间充质干细胞,其中造血干细胞数量相对较多,间充质干细胞数量相对极少。但间充质干细胞有助于增强造血干细胞的疗效,比单纯移植造血干细胞治疗效果要好。爱德华·唐纳尔·托马斯由此成为造血干细胞移植术的奠基人,于1990年获得"诺贝尔生理学或医学奖"。

1967年,爱德华·唐纳尔·托马斯在世界著名学术期刊《新英格兰医学杂志》(*The New England Journal of Medicine*)上发表了一篇关于干细胞研究的重要论文。详细阐述了骨髓中干细胞的造血原理、骨髓移植过程、干细胞对造血功能障碍患者的作用。这篇论文为白血病、再生障碍性贫血、地中海贫血等遗传性疾病和免疫系统疾病的治疗展示了广阔前景。

脐血移植是与骨髓移植相似的另一种治疗方法。新生儿脐带血液中含有丰富的造血干细胞和少量的间充质干细胞,对白血病、恶性贫血等血液系统疾病具有较好的治疗效果。而且,脐血的获得相对比骨髓容易,对捐献者没有创伤和痛苦。胎儿出生后,在无菌条件下采集的脐血,可以储存在脐血库中,待临床应用时,再进行复苏。如果患儿用的是自己出生时储存在脐血库中的脐血,在移植治疗时就不需要进行配型。虽然骨髓库比脐血库出现的早,但骨髓库里储存的仅是志愿捐献者的个人信息资料,包括姓名、年龄、性别、健康状况、详细通信地址、HLA基因检查结果等,并没有储存志愿捐献者的真正骨髓。与骨髓移植一样,在脐血移植中起主要治疗作用的是其中包含的造血干细胞。

新生儿也可以直接储存造血干细胞,一般骨髓库和脐血库都有这种业务。造血干细胞可来源于新生儿脐带、脐血、胎盘血等组织。自体造血干细胞移植,不需要配型,直接移植;异体造血干细胞移植,不需要"配型成功","半相合"移植即可存活。

"配型成功"是指人类白细胞抗原(HLA)的 10 个位点(A、C、B、DR、DQ 各 1 对,不包括 DP)至少有 8 个吻合,移植后才容易存活。

"半相合"是指人类白细胞抗原(HLA)的 10 个位点有 5 个吻合,即一半吻合。造血干细胞移植,需要 A、B、DR 三对共 6 个位点中至少 5 个匹配,移植才容易成功。

小牛血注射真正具有治疗作用的是里面含有的造血干细胞。造血干细胞移植不仅是最早进行临床应用的干细胞治疗,也是目前治疗白血病、再生障碍性贫血、地中海贫血、淋巴瘤等 70 多种血液系统重大疾病的有效措施。

干细胞在发现后的 100 多年里,一直默默无闻,直到 21 世纪初随着干细胞临床应用的开展,才渐渐成为科技明星。在国内,干细胞、免疫细胞治疗曾一度成为各大医院竞相开展的医疗项目。

2009 年 5 月 1 日,国家卫生部办公厅发布《首批允许临床应用的第三类医疗技术目录》(卫办医政发〔2009〕84 号),其中包含造血干细胞。一些干细胞治疗,在生物技术公司投资的推动下,在国内三甲医院普遍开展。凡是用常规治疗手段无效或疗效甚微的疑难疾病,都用干细胞进行治疗,而且费用不菲。干细胞被誉为"万用细胞"。然而,干细胞治疗的无序热闹场面,很快就被主管部门冷却下来。

两年后,2011 年 12 月 26 日,国家卫生部办公厅又发布了《关于开展干细胞临床研究和应用自查自纠工作的通知》(卫办科教函〔2011〕1177 号),紧急叫停了未经卫生部和国家食品药品监督管理局批准的干细胞临床研究和应用活动,并到 2012 年 7 月 1 日前,暂停受理任何项目申报。2012 年 12 月 29 日,国务院发布《生物产业发展规划》,明确将细胞治疗列为重要发展和重点支持的产业之一。2015 年 7 月 20 日,国家卫生和计划生育委员会、国家食品药品监督管理总局共同组织制定了《干细胞临床研究管理办法(试行)》,同年 7 月 31 日,国家卫生和计划生育委员会、国家食品药品监督管理总局发布《干细胞制剂质量控制及临床前研究指导原则(试行)》。这些政策的发布,标志着中国干细胞治疗研究应用的管理模式发生了根本变化,开始由"第三类医疗技术"管理向"药物"管理模式转变。

按"药物"管理是借鉴国外先进经验,防止国内干细胞治疗被滥用。美国、欧盟、韩国、日本、澳大利亚等国家的细胞治疗都是按照"药物"进行管理。这样可以防止未经临床试验研究直接应用于患者导致的风险。

2016 年,成立国家干细胞临床研究管理工作领导小组和干细胞临床研究专家委员会,评选并批准了 30 家首批干细胞临床研究机构。同年,国家卫生和计划生育委员会明确取消第三类医疗技术审批。有的行业协会也出台了一些干细胞标准和规范。2016 年,中国医药生物技术协会发布《干细胞制剂制备质量管理自律规范》。2017 年,中国细胞生物学学会干细胞生物学分会发布《干细胞通用要求》。这一系列政策和规范的出台,有力地促进了干细胞临床研究应用的健康发展。

迄今为止,造血干细胞移植仍是具有相关资质的三级甲等医院血液科可以合法开展的收费医疗项目,而其他一些干细胞移植项目,可以申请临床试验研究,但是不允许对患者收费。

植物干细胞探索之旅

动物干细胞、人类干细胞发现较早,植物干细胞是进入 21 世纪初才被发现的。动物和人类已经完成分化的体细胞,经过长期进化,全能性(再生完整个体的能力)已处于深度休眠状态,极难被唤醒,除非通过导入一些特定外源基因或核移植、克隆等复杂的技术操作,改变整个细胞的基因组编程,从而重启全能性。植物则不一样,已经完成分化的体细胞,全能性很容易被唤醒,譬如,通过无菌操作和酶消化技术,从植物叶片中获取的细胞或原生质体(没有细胞壁的植物细胞),在试管、三角烧瓶等盛有培养基的容器中培养,很容易再生完整植株。养过多肉植物的朋友应该知道,扦插多肉植物的新鲜叶片,可以再生出完整的多肉植物。

越是简单、低等的生物,细胞的全能性越强;相反,越是复杂、高等的生物,细胞的全能性越差。这可能是因为高等生物的不同细胞群体之间需要更为专业的精细分工,才能完成复杂多变的生命活动。

植物细胞的全能性在植物组织培养、名贵花卉工厂化育苗等领域得到了广泛应用。长期以来,许多植物学家一直梦想从植物组织中获取干细胞,但是都没有成功。

进入 21 世纪,植物干细胞研究开始有了突破。2005 年,韩国云火科学技术研究院与英国爱丁堡大学合作,在世界上首次从东北紫杉(*T. cuspidata*)分生层分生组织中分离提取了植物干细胞。研究成果于 2010 年 10 月发表在英国著名学术期刊《自然生物技术》(*Nature Biotechnology*)上,引起了学术界广泛关注。

植物干细胞具有类似动物干细胞和人类干细胞的生物学特性。一方面,能够自我复制更新,从而保持植物干细胞的未分化状态,维持其"干性"(干细胞的特性);另一方面,能够多向分化,具有多能性,可以分化为多种多样的细胞和组织前体。植物干细胞来源于分生组织(包括茎部的顶端分生组织和根部的根尖分生组织),与植物愈伤组织细胞、植物原生质体具有本质不同。植物愈伤组织细胞来源于体细胞,是本来已经分化的细胞进行了"脱分化"处理,在植株再生过程中重新进行分化发育;而植物干细胞本来就是未分化细胞,具有旺盛的分裂增殖能力和分化为其他组织器官细胞的能力,从而再生整个植株。植物原生质体是脱去全部细胞壁的细胞;愈伤组织细胞具有很薄的细胞壁;植物干细胞则具有完整的细胞壁。当然,来自植物的干细胞、愈伤组织细胞、原生质体也具有某些共同特性,譬如都具有细胞膜、细胞质、细胞核结构,再譬如都具有再生完整植株的潜能。

植物干细胞具有广阔的发展前景,应用领域包括珍稀植物种质资源保护、制药、化妆品、食品、保健品、规模化良种育苗等。除化妆品外,其他领域尚处于起步阶段。

迄今为止,瑞士人发明的苹果干细胞化妆品是最成功的植物干细胞产品之一,曾风靡全球。成功的奥秘,笔者认为有两方面:一是,一个古老而美丽的故事;二是,名人效应。

层峦叠嶂的阿尔卑斯山是欧洲最高的山脉,雄伟险峻,风光旖旎,动植物资源丰富。山区生长着一种极其珍贵的古老的苹果树(Uttwiler Spatlauber),据说有 300 多年历史。虽然古老,但结的果子并不好吃,含单宁很多,吃起来酸溜溜的,口感极差。由于没有经济价值,当地人很少种植。然而,这种树的神奇之处在于,无论是树皮还是未采摘的果子,一旦受到损伤,就会启动自我修复机制,伤口很快愈合。更加神奇的是,果实尽管酸涩,但是非常耐储藏,能够保鲜 4～6 个月,显得特别与众不同。

瑞士米贝尔(Mibelle)生物化学研究所科学家弗雷德·扎里(Fred Zülli)博士,从这种古老而神奇的苹果树果实中提取了一种植物干细胞,制成化妆品后,接连获了多个国内国际大奖。时任美国第一夫人米歇尔·拉沃恩·奥巴马使用了这种价值不菲的苹果干细胞化妆品,大概感觉还不错。美国版时尚杂志《服饰与美容》(*Vogue*)进行了报道,对这种植物干细胞产品大加赞美,并赋予神秘色彩。

于是,植物干细胞开始引起企业界和科学界日益重视。

干细胞恢复组织器官功能

疾病发生的"元凶"

人类组织器官功能障碍,即组织器官的生理功能失调或紊乱,不能发挥正常生理功能。但是,并不涉及组织器官的实质性损伤。打个比方说,螺丝生锈了,拧不动了,不能发挥正常固定作用,但是螺丝本身并没有坏。上点润滑油,润滑一段时间再拧,就可以了。

人体内分泌系统、免疫系统发生功能紊乱时,会导致各种疾病发生。当免疫系统功能增强,可能会发生过敏反应;而功能降低,可能会导致病原体入侵、肿瘤细胞逃离免疫监视等。内分泌系统也是这样,如甲状腺功能亢进,会发生甲亢;功能不足,会发生甲减。人体组织器官功能障碍,如果长期得不到修复,就会诱发形成重大疾病。

人体组织器官功能发生障碍,有时候传统的中医、西医治疗效果不佳,治疗时间太长。如果用干细胞治疗,许多疾病可以取得较好的治疗效果。

干细胞恢复甲状腺功能

甲状腺是人体重要的内分泌器官,能够合成和分泌甲状腺素(T_4)、三碘甲状腺原氨酸(T_3),对人体多种关键生命活动起调节作用,如新陈代谢、体温调节、骨骼生长、脑发育等。若发生功能障碍,会导致各种疾病发生。

甲状腺功能减退症,简称甲减,就是由于甲状腺不能合成、分泌甲状腺素或合成、分泌量不足,机体新陈代谢活动不能正常进行引起的临床综合征。分为先天性甲状腺功能减退症、幼年甲状腺功能减退症、老年甲状腺功能减退症等类型。

科学研究发现,通过干细胞移植能够修复甲状腺功能障碍。胚胎干细胞移植后,可以定向诱导分化为甲状腺滤泡细胞,分泌甲状腺素,调节机体一些代谢活动,使之能够顺利进行,但是,胚胎干细胞移植存在伦理争议,临床应用时会有一定限制。脐带间充质干细胞或骨髓间充质干细胞移植后,经定向诱导也可以分化为甲状腺滤泡细胞,分泌甲状腺素,发挥代谢调节的生理功能。

骨髓间充质干细胞临床应用最早,不存在伦理问题,但最初来源和采集相对困难。脐带间充质干细胞具有原材料来源广泛,采集相对容易,保存、运输比较方便,没有伦理争议等优势,具有潜在的临床应用前景。

干细胞恢复关节功能

类风湿关节炎是一种慢性、全身性、自身免疫性疾病。目前病因没有完全弄清,有人认为与先天遗传易感性和后天病原体感染等因素有关。最初侵袭滑膜组织,逐渐导致关节破坏,功能减退或丧失。

传统治疗手段主要是药物治疗,包括抗风湿药、抗炎药、免疫抑制剂、肿瘤坏死因子拮抗剂等,但治疗效果不佳,或不能根治。通过干细胞移植治疗,则具有明显疗效。

类风湿关节炎患者的免疫系统发生了功能障碍,自体造血干细胞(来自患者自身)移植、同种异基因造血干细胞(来自他人)移植均可重建患者的免疫系统,使其发挥正常生理功能。自体造血干细胞移植的优点包括不受供者限制、没有外来病原体污染风险、不会发生免疫排斥反应、相关并发症少、费用相对低等,但缺点是移植后复发率高,采集患者的造血干细胞也会对患者造成一定痛苦。同种异基因造血干细胞移植的优点是患者没有采集的痛苦、干细胞来源途径多、移植后复发率低等,但是也有缺点,包括费用相对高、有外源病原体污染风险等。

间充质干细胞具有免疫调理作用和炎症反应调节作用,对于免疫系统功能障碍和炎症反应造成的类风湿关节炎具有明显的治疗效果。可供临床移植的有骨髓间充质干细胞、脐带间充质干细胞、脂肪间充质干细胞、胎盘间充质干细胞、羊膜间充质干细胞、牙髓间充质干细胞、毛囊间充质干细胞等。各种不同来源的干细胞移植,可能成为修复关节功能障碍,根治难治性类风湿关节炎的新途径,为患者带来福音。

干细胞重建组织器官结构

结构损伤引起功能障碍

由内部病理因素或外部物理、化学、生物等因素造成的人体组织器官结构损伤,进而导致功能障碍,需要首先对组织器官的结构进行重建,进而恢复正常生理功能。这就像人类住的房子,如果墙体出现裂缝或房顶出现破洞,影响了正常居住,就不得不对裂缝或破洞进行修复,否则影响居住。若房子倒塌,住户还会有生命危险。实在修复不了,就得推倒重建。人体组织器官结构损伤的修复也是这个道理。

重建组织器官结构

干细胞具有自我复制更新和多向分化潜能,在适宜条件诱导下,可以定向分化为骨、软骨、肌肉、神经、脂肪、肝脏、肾脏、心脏、肺脏、皮肤、血液等各种组织器官的细胞,重建组织器官结构,恢复正常生理功能。临床试验研究表明,造血干细胞可以通过不断增殖分化,再生各种血细胞(红细胞、白细胞、血小板),重建白血病、再生障碍性贫血等患者的血液系统功能。

除直接参与损伤的组织器官修复外,干细胞还通过分泌一些细胞因子间接参与组织器官修复。作用机制包括:促进外源干细胞在损伤部位植入、定向分化和多向分化,替换受伤的细胞;激活内源干细胞增殖分化,重建受伤的组织器官;通过抗凋亡作用,阻止受伤组织器官的细胞死亡;通过抗瘢痕作用,参与受伤组织器官修复等。

干细胞对维持组织器官结构完整性具有重要作用。在生理条件下,各种干细胞对衰老死亡的组织器官的细胞进行更新替换,维持组织器官的正常结构。在病理条件下,各种干细胞对颅脑创伤、脊髓损伤、肝脏损伤、肾脏损伤、心脏损伤、皮肤损伤等组织器官结构破坏都具有修复作用。

移植途径

自体或同种异体的干细胞,可以通过两条途径进行移植,修复组织器官的结构损伤,恢复正常生理功能。第一种,原位干细胞治疗(in situ stem cell therapy)或体内干细胞组织工程治疗(tissue engineering therapy of stem cells in vivo),就是将干细胞移植到损伤的组织器官(靶组织器官),在损伤处,通过体内环境诱导,干细胞不断增殖分化,或者分泌生长因子促进损伤组织自身的细胞增殖分化,重建组织器官结构,恢复正常生理功能,达到治疗疾病的目的。第二种,体外干细胞组织工程治疗(tissue engineering therapy of stem cells in vitro),就是在体外条件下,在组织工程生物反应器内,通过模拟靶组织器官在体内的生长发育环境,再生靶组织器官,再通过外科手术移植到患者体内。无论是第一种还是第二种,均可与3D、4D生物打印技术相结合,使再生的组织器官的结构和功能与原来的组织器官更为接近,使患者得到更好的治疗。

与体外干细胞组织工程治疗相比,原位干细胞治疗更容易成功,因为它是在体内的生物力学环境下再生损伤的组织器官,再生的组织器官与天然组织器官的结构和功能更类似,与机体也更容易生长融合在一起。体外再生的组织器官,通过外科手术移植后,不容易与靶器官的组织细胞融合在一起,发生免疫排斥反应的概率较大,除非是利用患者自体干细胞进行再生。

在干细胞治疗中,经常用到"移植"这个词。这是因为与中草药、化学药物不同,细胞制剂(药物)在人体内通过增殖、分化、合成、分泌等一系列生物学行为发挥治疗作用,即细胞是活的,被输送到患者体内后,需要与靶组织器官一起生长、融合,最终成为机体的一部分。就像种树一样,移栽后生根、发芽、长叶、成活。中草药或化学药物进入患者体内后,在发挥药理作用的同时,会被人体肝脏代谢掉,最终全部排出体外。

干细胞的治疗作用机制

干细胞种类繁多,临床应用最多的是造血干细胞和间充质干细胞,又以间充质干细胞临床应用最为广泛。以下主要介绍这两种干细胞的治疗作用机制。

归巢、定向分化与多向分化

夕阳西下,凤凰飞落到梧桐树上,因为那里有凤凰的巢穴,这叫"归巢"。人们很早就发现淋巴细胞有归巢现象,近年来发现干细胞也有归巢现象。移植到体内的干细胞,需要迁徙到工作的场所——靶组织器官。造血干细胞归巢到造血组织,才能通过增殖分化产生红细胞、白细胞、血小板等后代。间充质干细胞归巢到损伤的组织器官,在该组织器官特定微环境诱导下,通过分裂增殖,定向分化发育为损伤的组织细胞,进而对损伤的组织器官进行修复重建。

尽管移植的是同一种间充质干细胞,但归巢到哪种损伤的组织器官,就会诱导分化为与该损伤组织器官细胞种类相同的细胞,这是定向分化,也是多向分化。定向分化是从纵向角度看,一种间充质干细胞可诱导分化为一种组织类型的细胞;多向分化是从横向角度看,一种间充质干细胞能诱导分化为多种组织类型的细胞。

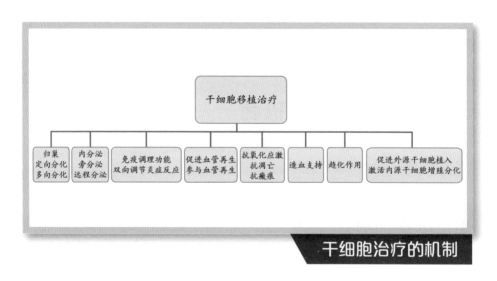

干细胞治疗的机制

干细胞归巢是怎样发生的呢?

原来组织器官损伤后,会释放多种生物活性因子,引导移植到患者体内的外源间充质干细胞向损伤部位迁移。在这个过程中,受损组织器官产生的生物活性因子——配体,可与间充质干细胞表面的受体结合,从而启动间充质干细胞从血管进入组织,并向损伤的组织器官迁移和植入。

在一些全身性损伤(如放射伤、系统性红斑狼疮和创伤性多器官功能不全)和局部创伤(如颅脑损伤、脊柱损伤和皮肤损伤)等涉及组织细胞变性、坏死、缺失的疾病治疗中发现,无论是通过浅表静脉输入、血管介入、腔隙注射还是定位移植脐带间充质干细胞,均可见到有部分细胞迁移、归巢到损伤组织中。定植于损伤组织中的脐带间充质干细胞,可在组织微环境诱导下分化为相应组织类型的功能细胞,并整合到组织中。然而,在没有组织损伤的健康对照动物体内,几乎未见有干细胞分布,说明植入损伤组织的脐带间充质干细胞参与了损伤组织的结构重建。

由于存在归巢效率问题,若想在短期内达到较好的组织器官修复或再生效果,必须植入一定数量的干细胞。由于细胞在机体内会有一定数量的凋亡和死亡,若植入干细胞过少,可能达不到预期治疗效果。

内分泌、旁分泌和远程分泌

过去认为,间充质干细胞的治疗作用,是由于其归巢并定向诱导分化为受损组织器官的结构细胞,代替受损部位功能障碍的结构细胞,发挥正常生理功能。然而,随着科学研究的深入,发现移植后的间充质干细胞,大部分停留在肝、脾和肺等器官,到达损伤部位的数量还不到1%,并且,到达靶组织器官的间充质干细胞大部分几天后消失,只有少量的干细胞长期停留在损伤部位。有研究者用基因命运图谱技术显示,再生的细胞来自实验动物中存活的固有细胞,而不是移植的外源干细胞。

这些信息提示,间充质干细胞对损伤组织器官结构的修复作用,可能不是由于其多向分化能力。间充质干细胞的条件培养基能模拟间充质干细胞修复组织的功能表明,间充质干细胞可能是通过自分泌和/或旁分泌方式分泌细胞因子,促进损伤组织器官的修复和再生。所谓自分泌,是分泌到细胞外的细胞因子,在组织液中扩散后,又反过来作用于分泌细胞自身,调控分泌细胞的增殖、分化、迁徙等生命活动行为。旁分泌,是分泌到细胞外的细胞因子,通过组织液扩散后,作用于邻近的靶细胞,调控靶细胞的生命活动行为。远程分泌,是分泌到细胞外的细胞因子,通过体液运输作用于远处的靶细胞,调控靶细胞的生命活动行为。

间充质干细胞通过自分泌、旁分泌和远程分泌可产生数百种细胞因了,包括①生长因子类:干细胞生长因子(stem cell growth factor,SCGF)、成纤维细胞生长因子(fibroblast growth factor,FGF)、肝细胞生长因子(hepatocyte growth factor,HGF)、血管内皮生长因子(vascular endothelial growth factor,VEGF)、转化生长因子-$\beta1$(transforming growth factor-$\beta1$)等。②集落刺激因子类:粒-巨噬细胞集落刺激因子(granulocyte-macrophage colony-stimulating factor,GM-CSF)、粒细胞集落刺激因子(granulocyte colony-stimulating factor,G-CSF)、巨噬细胞集落刺激因子(macrophage colony-stimulating factor,M-CSF)等。③趋化因子:中性粒细胞趋化因子1(cytokine-induced neutrophil chemoattractant-1,CINC-1)、单核细胞趋化蛋白1(monocyte chemotactic protein-1,MCP-1)等。④白介素类:白介素-6(interleukin-6,IL-6)、白介素-8(interleukin-8,IL-8)等。⑤干扰素类:γ干扰素(interferon-γ,FIN-γ)、α干扰素(interferon-α,TNF-α)、β干扰素(interferon-β,TNF-β)等。⑥神经

营养因子类:脑源性神经营养因子(brain-derived neurotrophic factor, BDNF)、胶质细胞源性神经营养因子(glial cell line-derived neurotrophic factor,GDNF)等。⑦酶类:组织基质金属蛋白酶抑制剂1(tissue inhibitor of metalloproteinase-1,TIMP-1)、纤溶酶、超氧化物歧化酶(superoxide dismutase,SOD)等。细胞因子的特点为含量甚微,但作用巨大。这些细胞因子参与细胞的生长、增殖、分化等功能活动,可促进受损组织器官中残留细胞的分裂增殖以及血管生成、神经生成等功能活动,发挥治疗作用。

间充质干细胞还能向细胞外分泌和释放外泌体,这种亚细胞结构含有种类繁多的蛋白质、核糖核酸、脂质等活性成分,可进行细胞间信号传递、调节细胞功能等。许多活细胞都能产生外泌体,但间充质干细胞产生外泌体的能力最强。间充质干细胞产生的外泌体的悬浮密度为 1.10 ~ 1.18g/ml,膜表面富含胆固醇、鞘磷脂和神经酰胺脂筏脂质及信号蛋白。在外泌体中发现的数百种蛋白质中,与治疗作用相关的可能包括表面受体(PDGFRB、EGFR、PLAUR)、信号分子(RRAS/NRAS、MAPK1、GNA13/GNA12、CDC42 和 VAV2)、黏附分子(FN1、EZR、IQGAP1、CD47)、整合素(LGALS1/LGALS3)、多种细胞因子和间充质干细胞相关表面抗原。

通过分泌这些种类繁多的生物活性因子,间充质干细胞参与修复组织器官结构损伤和功能障碍,恢复其正常生理功能。

调节炎症反应及免疫反应

间充质干细胞具有强大的调节炎症反应和免疫反应的功能。在体外培养体系中,间充质干细胞与外周血单个核细胞接触或非接触培养,均能明显抑制刺激后的 T 淋巴细胞、B 淋巴细胞增殖和 γ 干扰素、白介素 -2 等细胞因子释放,还发现前列腺素 E2 是间充质干细胞发挥免疫调节作用的重要介导因子。炎症细胞因子 γ 干扰素、白介素 -1 等能显著上调间充质干细胞分泌前列腺素 E2。间充质干细胞还能抑制具有抗原提呈功能的树突状细胞成熟和自然杀伤细胞活性。

在抗炎症反应方面,给创伤性、感染性、中毒性、急慢性炎症反应的患者输入间充质干细胞,可发生炎症反应症状减轻或消失、组织内炎性细胞减少、移植组织细胞凋亡等现象。

由于免疫原性低,间充质干细胞对固有免疫和适应性免疫的多种效应细胞都具有显著的免疫调节作用。这种免疫调节作用并不是天然固有的,在很大程度上取决于所处微环境中炎症介质的种类、浓度等因素。

间充质干细胞通常表现出来的免疫抑制作用,需要炎症微环境中大量促炎因子的诱导,当不同种类、浓度的炎症介质诱导间充质干细胞时,会表现出截然相反的免疫调节作用,既可以促进也可以抑制免疫应答反应,表现出免疫调节的可塑性或双向调节性。间充质干细胞就像免疫环境的一个调和剂:当炎症反应加强时,它会抑制免疫反应;当炎症反应减弱时,它又会促进免疫反应。

间充质干细胞调节免疫反应和炎症反应的作用机制非常复杂,迄今仍没有完全搞清楚,可能的调节机制包括细胞与细胞之间的直接接触、通过旁分泌功能和分泌微囊泡等对免疫细胞进行调节,激活细胞内多条信号通路。这些因素可能协同作用,形成一个综合调控网络,对免疫系统进行精细调节。

通过对免疫反应、炎症反应的调节,间充质干细胞可以治疗一些自身免疫性疾病和各种炎症性疾病,譬如器官移植后的免疫排斥反应、造血干细胞移植后的移植物抗宿主病(graft versus-host disease,GVHD)、系统性红斑狼疮、糖尿病、关节炎、类风湿关节炎、创伤性系统性炎症反应、感染性脓毒血症、急性过敏、特发性紫癜等,都具有较好的治疗效果。

抗氧化应激

多种内在与外在因素通过氧化应激、DNA 损伤、端粒及端粒酶调控系统、衰老相关 ARF/p53 及 p16INK4a/RB 信号通路激活等途径调控了间充质干细胞的衰老,导致一些衰老性疾病的发生。通过植入患者体内活力正常的间充质干细胞,可以重建或恢复患病组织器官里衰老的间充质干细胞,进行疾病治疗。

这些外源性间充质干细胞可通过分泌超氧化物歧化酶(SOD)、过氧化氢酶等抗氧化剂及其他途径,缓解了因氧化应激造成的各种损伤。在给亚健康人群输入间充质干细胞后,发现精神状态变好、睡眠改善、食欲增加、体能增强等现象,其机制除了间充质干细胞分泌的各种细胞因子发挥作用外,还可能与提升抗氧化应激能力和调控某些基因表达有关。

血管再生

间充质干细胞是一群异质细胞,其中表达某些抗原标志的亚群细胞可分化为内皮细胞,这些细胞进入损伤部位后具有血管再生作用。同时,间充质干细胞本身能够分泌血管内皮生长因子(VEGF),可有效地促进血管再生,改善血液循环。

其他作用

包括趋化、造血支持、促进外源干细胞植入、激活内源干细胞增殖分化、抗凋亡、抗瘢痕等作用和功能。间充质干细胞移植后,可通过分泌多种细胞因子(GM-CSF、G-CSF、SDF-1、VEGF 等),促进造血干细胞增殖分化,从而增强造血功能;可通过分泌多种细胞因子,促进外源干细胞植入患者体内,增殖分化为功能细胞;可通过趋化作用,迁移到损伤部位进行修复;可通过抗凋亡作用,阻止损伤的组织器官细胞死亡;可通过抗瘢痕作用,使愈合后的伤口表面相对平滑;可通过分泌干细胞生长因子(SCGF),激活受损组织器官中的内源性干细胞增殖分化,替代受损伤的细胞,从而参与损伤修复。

间充质干细胞发挥治疗作用可能是以上多种因素综合作用的结果。通过多种因素协调作用,从结构和功能上修复或替代受损的组织器官,使其发挥正常的生理功能,达到治疗目的。

值得注意的是,不同干细胞的治疗机制会有所不同。关于干细胞的治疗机制,科学家迄今没有完全弄清,仍需要深入研究。

基质细胞衍生因子 -1 (stromal cell-derived factor-1, SDF-1)

革命性的医学治疗手段

既然人体结构和功能的基本单位是细胞,一旦患病就很容易想到利用细胞进行治疗,但是,人类在漫长的进化历史和医学发展过程中,为什么没有采用细胞进行治疗,这主要是受到人类认识和科技发展的局限。

干细胞更容易治愈疾病

中药、西药治疗,实际起有效作用的是一些生物、化学分子族群,属于分子治疗。然而,人类的一些重大疑难疾病(卒中、心肌梗死、心肌缺血损伤、帕金森病、阿尔茨海默病、肿瘤、糖尿病等),是由于体内某些细胞的正常生理功能发生缺失或出现障碍,药物分子虽然可以通过直接或间接作用影响这些细胞的功能行为,但是,极难使受损或有功能障碍的细胞群体恢复到正常功能状态。

因为一个细胞里包含的各种分子数量几乎是一个天文数字,要想使如此庞大的、发生了紊乱的分子族群,像在正常细胞环境里那样有秩序地工作,有难以想象的困难。况且,外来的药物分子常常会对组成细胞的分子族群的正常功能发生干扰,具体表现为药物的副作用。也就是说,从理论上讲,药物治疗很难治愈疾病,属于治标不治本。

但有些疾病为什么被治愈了呢?

那是由于细胞自我修复的缘故,当然有些种类的药物分子可能促进了修复,尽管不能直接进行修复。比方说,汽车轮胎用了多年后,忽然在公路上爆胎了。你可以给它打个补丁,继续用,但是用不了多久,还会爆胎,因为整个轮胎已经老化了。打补丁是有效果,但也仅是权宜之计,不能从根本上解决问题。要想从根本上解决问题,只有换新轮胎。

细胞也是这样,受损后可以用药物治疗。但是,要想彻底解决问题,还得移植健康的细胞来替换结构功能受损的细胞。这就是细胞移植治疗，又叫细胞治疗。由于用的是活细胞，移植细胞需要在患者体内增殖、分化，分泌生理活性物质，进行疾病治疗，细胞移植治疗的技术门槛很高。

> 细胞移植治疗是比传统中药、西药和手术治疗更为先进的治疗手段，是一种临床医学革命。

干细胞按照药物进行管理

由于目前中国、美国、欧盟、澳大利亚、日本等国家的细胞移植治疗都是按照药物进行审批和监管的，细胞移植治疗也称为细胞药物治疗。当然，在中国，细胞移植治疗最初是按照"第三类医疗技术"进行管理的。

传统的中药、西药，原材料来源丰富，稳定性好，易于规模化生产，得到了广泛应用。细胞药物由于来源受限、分离制备技术要求高、储存和运输需要低温或冷冻环境等因素，其研究和应用在很长一段时间里进展缓慢。

但是，从传统药物治疗到细胞药物治疗，是一个医学认识上的变革，是现代临床医学发展的里程碑。未来，具有开展细胞临床应用资质的各大医院，会同时出现在西药房、中药房和细胞药房。细胞移植治疗将很快迎来发展的黄金时代。

干细胞治疗重大疾病及疑难杂症

干细胞种类繁多,来源广泛。不同种类、不同来源的干细胞,有时候分裂增殖、多向分化、细胞因子分泌等生物学特性差异很大。不同干细胞临床移植后,有时候治疗效果也不同。这就是干细胞的多样性。即使是同种组织来源的干细胞,由于供者年龄、健康状况不同,细胞活力也有不同。从理论上讲,供者越年轻,干细胞活力越好。就像世界上没有两片树叶是完全相同的一样,人体内也没有两个干细胞是完全相同的。这就是干细胞的异质性。干细胞的多样性和异质性决定了干细胞治疗的疾病谱较为广泛。

恶性肿瘤

肿瘤类型

肿瘤是人体因各种致癌因子作用导致局部组织细胞过度分裂增生形成的新生物。这种新生物又叫赘生物,多呈占位性块状突起。

临床上,根据肿瘤细胞的生物学特性及危害程度,肿瘤可分为非实体瘤和实体瘤,前者如各种白血病等,后者有前列腺癌、结肠癌、肺癌、肝癌、胃癌、黑色素瘤、乳腺纤维瘤、血管瘤等。两者的主要区别是,实体瘤是有一定形状的肿块,可通过 X 线摄影、CT 扫描、B 超、触诊等检查到,能进行手术摘除,而非实体瘤通过 X 线摄影、CT 扫描、B 超、触诊等检查不到。肿瘤又可分为恶性肿瘤和良性肿瘤,两者具有明显区别。医学上,恶性肿瘤分为两种:来源于上皮组织的恶性肿瘤称为"癌";来源于间叶组织(肌肉、血液、淋巴、骨、软骨、脂肪、滑膜等)的恶性肿瘤称为"肉瘤"。

有人认为,癌症即"癌",不包括"肉瘤"。但是,也有人习惯于将所有恶性肿瘤统称"癌症"。这是在肿瘤分类上有争议的地方,值得引起注意。

2018 年 9 月 12 日,美国癌症协会主办的《临床肿瘤杂志》(*CA:A Cancer Journal for Clinicians*,2019 年 1 月影响因子高达 244.585,在医学类杂志中排名第一)报道,在统计的 185 个国家和地区中,中国癌症发病率和死亡率居全球首位。肿瘤的防治形势十分严峻,严重威胁着我国人民身体健康。

良性肿瘤与恶性肿瘤的区别

区别	良性肿瘤	恶性肿瘤
生长特性	膨胀性缓慢生长	侵袭性迅速生长
结构和质地	有包膜,质地较软,触摸可滑动	与周围组织粘连,质地较硬,触摸不能移动
肿瘤细胞转移性	边界清晰,肿瘤细胞不会发生转移	边界不清晰,肿瘤细胞早期即可沿血管、淋巴管发生转移
预后情况	预后一般良好	治疗后易复发
临床表现	有局部压迫症状,一般无全身症状	早期可能有低热、食欲缺乏、体重下降等现象 晚期可出现严重消瘦、贫血、发热等现象
手术效果	手术摘除后不易复发	手术摘除后易复发
致病性	通常不会引起患者死亡	治疗不及时可导致患者死亡

造血干细胞治疗白血病

曾记得 20 世纪 80 年代,有一部风靡全国的日本电视剧《血疑》,美丽善良的女主角幸子得了白血病,需要不断地输血,帅气勇敢的男主角、大学生相良光夫多次自愿为幸子输血,由此产生了生死恋情。由于病情恶化,即使幸子的父亲是权威的临床血液学专家,最终也没能挽救女儿的生命。从那时起,白血病这种可怕的疾病在许多人脑海里留下了深刻印象。

白血病俗称血癌,即血液癌症,是一种严重危害儿童和青少年健康的恶性肿瘤,在成年人中也不鲜见。白血病分类较为复杂,可分为一般类型和特殊类型两大类。一般类型白血病包括急性白血病和慢性白血病两类,每类又包括若干小类。特殊类型白血病包括低增生性白血病、淋巴瘤细胞白血病、浆细胞白血病、多毛细胞白血病、嗜酸粒细胞白血病、嗜碱粒细胞白血病、急性混合细胞白血病、组织细胞白血病等多种类型。致病原因包括:病毒因素,如禽白血病病毒、鼠白血病病毒、猫白血病病毒等 RNA 病毒;化学因素,如亚硝胺、氯霉素、保泰松及其衍生物、苯、环磷酰胺(抗癌药)、氮芥、甲基苄肼、煤气、汽油以及含有苯胺的染发剂等;物理因素,如紫外线、X 射线、γ 射线等各种电离辐射;遗传因素,如染色体畸变等。临床症状主要有发热、感染、显著出血倾向、进行性贫血、骨和关节疼痛、肝脾和淋巴结肿大、其他组织和器官浸润并伴有相应脏器功能障碍等。急性白血病若不经有效治疗,平均生存期仅有 3 个月左右,个别甚至仅有数天。

白血病的分类

一般类型	特殊类型
急性白血病	**低增生性白血病**
淋巴细胞白血病	淋巴瘤细胞白血病
B 细胞型	组织细胞(网状细胞)白血病
T 细胞型	浆细胞白血病
髓系白血病	多毛细胞白血病
伴重现性遗传学异常	嗜酸粒细胞白血病
无重现性遗传学异常	嗜碱粒细胞白血病
原始粒细胞微分化型(M0)	急性混合细胞白血病
原始粒细胞白血病未分化型(M1)	
原始粒细胞白血病部分分化型(M2)	
颗粒增多的早幼粒细胞白血病(M3)	
粒 - 单核细胞白血病(M4)	
单核细胞白血病(M5)	
红白血病(M6)	
巨核细胞白血病(M7)	
慢性白血病	
淋巴细胞白血病	
粒细胞白血病	
粒 - 单核细胞白血病	
单核细胞白血病	

早在 1956 年,美国华盛顿大学教授爱德华·唐纳尔·托马斯(Edward Donnall Thomas),在世界上首创利用人类骨髓移植治疗白血病。迄今 60 多年过去了,骨髓移植仍是难治或复发性白血病、非移植难以长期存活的初治急性白血病等恶性肿瘤的有效治疗手段之一。

在骨髓移植中,起主要治疗作用的是骨髓里含有的造血干细胞、造血祖细胞和间充质干细胞。造血干细胞、造血祖细胞可以分裂、增殖、分化为各种血细胞,重建患者的血液系统和免疫功能。间充质干细胞具有造血支持功能,对患者造血和免疫功能恢复具有促进作用,同时还能减少患者发生移植物抗宿主病的风险,提高移植成功率。

骨髓移植的适应证除高危白血病类型外,还包括一些实体瘤,如颅脑肿瘤、神经母细胞瘤、睾丸癌、卵巢癌、乳腺癌等。

与骨髓移植相比,脐血移植在细胞收集、干细胞增殖能力、移植物抗宿主反应等方面都具有明显优势。通常情况下,胎儿出生后,人脐带血往往被弃之不用,但其中含有多种干细胞,是公认的造血干细胞重要来源之一。相关临床研究实验数据显示,由于 HLA 配型等原因而无法进行骨髓移植的患者,应该尽早进行脐血移植。

骨髓移植与脐血移植的区别

区别	骨髓移植	脐血移植
细胞种类不同	造血干细胞、间充质干细胞、内皮前体细胞、肝祖细胞等	造血干(祖)细胞、间充质干细胞等
细胞数量不同	造血干细胞数量为脐带血移植的 10 倍	造血干细胞数量为骨髓移植的 1/10
细胞能力不同	增殖能力弱 归巢能力弱	增殖能力强 归巢能力强

续表

区别	骨髓移植	脐血移植
移植效果	高 造血恢复快 移植失败率低	低 造血恢复慢 移植失败率高
来源	较难	方便
异体移植免疫排斥	强	弱
适应证	恶性血液病（急性白血病、恶性淋巴瘤等）；骨髓衰竭综合征；遗传性疾病（黏多糖病、肾上腺脑白质发育不良、血红蛋白病、免疫缺陷病等）	儿童及成人良、恶性血液系统疾病；中枢神经系统疾病、实体瘤、缺血性下肢血管病、组织再生等

　　造血干细胞移植是治疗白血病最有效的手段之一。造血干细胞是 CD34$^+$ 细胞，是高度未分化的细胞，能增殖分化为各种血细胞前体细胞，最终生成各种血细胞成分，包括红细胞、白细胞和血小板等。造血干细胞在人体内数量相对稀少，主要来源于骨髓、外周血、脐带血等，可用于 70 多种血液系统疾病的治疗。患者自身来源的造血干细胞数量有限，采集造血干细胞会对患者造成一定痛苦，多数类型的白血病也不适合用自体造血干细胞进行移植治疗，所以包括骨髓、脐带血、胎盘血在内的造血干细胞捐献就显得特别重要。胎儿出生后，有条件的家庭应尽量为孩子储存脐带血或造血干细胞，既可以增强孩子抵抗白血病风险的能力，又可以在孩子不用时捐献给社会，为他人谋幸福。

　　无论是骨髓移植、脐血移植，还是造血干细胞移植，均有自体移植和同种异体（异基因）移植之分。自体移植不会产生免疫排斥现象，不需要配型，异体移植需要配型。在三种移植方式中，骨髓移植配型相对严格。只有配型成功，才能开展移植。

通过造血干细胞移植,许多白血病患者能得以康复。假如当年幸子能够成功进行造血干细胞移植的话,也许《血疑》不再是悲剧,有情人将会终成眷属。

间充质干细胞治疗实体瘤

间充质干细胞是一种来源于胚胎中胚层的成体干细胞,广泛分布于人体各组织,在骨髓和脐带血中含量相对较多。作为人体各组织中的滋养细胞,支持肝细胞、内皮细胞、造血细胞、神经细胞等多种细胞的存活和生长,维护着人体各组织器官的正常结构和功能。人体固有的间充质干细胞对免疫功能有没有影响目前还不清楚,但是外源间充质干细胞对人体免疫功能具有调理作用。这种调节作用是复杂的、双向的,既可以增强免疫功能,也可以抑制免疫功能。众所周知,人体免疫功能与肿瘤的发生发展关系密切。

在肿瘤研究中,间充质干细胞对肿瘤的作用具有矛盾性。一方面,间充质干细胞表现出对肿瘤生长、转移的促进作用。间充质干细胞可通过分泌一些免疫抑制因子和抗炎因子(TNF-α、IFN-γ、IL-1α 等)抑制机体免疫细胞对肿瘤细胞的杀伤作用。炎症细胞因子 IL-1α 可降低机体免疫功能,间充质促进前列腺癌细胞的生长。肿瘤微环境中的炎症细胞因子,如 TNF-α、IFN-γ 等,可刺激间充质干细胞血管内皮生长因子的高表达,促进肿瘤血管形成,导致结肠癌生长。间充质干细胞还可分泌与肿瘤转移有关的细胞因子,如基质金属蛋白酶 MMP-2、MMP-9,促进恶性肿瘤的侵袭、转移。另一方面,间充质干细胞又表现出对肿瘤生长、转移的抑制作用,这个观点目前似乎占主导地位。研究表明,脂肪来源的间充质干细胞,可通过分泌一些可溶性因子,抑制黑色素瘤细胞的生长。人脐带间充质干细胞,可通过诱导人的肝内胆管癌细胞发生凋亡,从而抑制肿瘤生长。间充质干细胞还可以通过诱导肿瘤血管内皮细胞发生凋亡,或直接抑制血管网的形成,阻止肿瘤组织形成血管。间充质干细胞对肿瘤的作用看似互相矛盾,但其中的具体机制并不完全清楚,可能与肿瘤类型、恶化程度、机体免疫力以及间充质干细胞的种类、剂量、用药途径等因素有关。对间充质干细胞移植治疗实体瘤,还需要深入研究。

目前阶段,利用间充质干细胞移植治疗实体瘤,在临床上还应该慎之又慎。一般,肿瘤治愈后 5 年内的患者,不建议进行间充质干细胞移植治疗。

糖尿病

糖尿病类型

糖尿病是由遗传因素和环境因素交互作用而导致的以高血糖为特征的代谢性疾病,患者表现出碳水化合物、蛋白质、脂肪、水、电解质等代谢异常。高血糖是由胰岛素分泌障碍和 / 或周围靶组织对胰岛素产生抵抗引起的。长期高血糖可造成多系统器官损害,导致眼、肾、神经、心脑血管等组织发生慢性进行性病变,严重的并发症可致残,甚至致死。2017 年全球有约 2.45 亿成人患糖尿病,2045 年预计将达到 6.29 亿。糖尿病在成年人群中具有高发病率、高死亡率的特点,宜尽早进行防治。

糖尿病主要临床症状为多尿、多饮、多食、体重减少(三多一少)、消瘦、皮肤瘙痒、视物模糊,诊断并不难。需要强调的是,肯定诊断要有充分依据,无症状者必须有两次血糖异常结果才能做出诊断。患者出现糖尿病症状(三多一少、消瘦),并且随机血糖≥11.1mmol/L,和/或空腹血糖≥7.0mmol/L或口服葡萄糖耐量试验2小时血糖≥11.1mmol/L,可诊断糖尿病;如果没有糖尿病症状,需要另一次证实。

中国目前采用世界卫生组织(WHO)1999年的糖尿病病因学分型体系,共分为4大类,即1型糖尿病、2型糖尿病、妊娠糖尿病和特殊类型糖尿病。其中1型糖尿病、2型糖尿病是临床的常见类型。

1型糖尿病与2型糖尿病的区别

	1型糖尿病	2型糖尿病
发病率	5%～10%	90%～95%
家族史	不明显	明显(40%～60%)
发病年龄	0～25岁	一般＞40岁
体重	通常消瘦	有肥胖倾向或超重
发病情况	一般急性,偶有缓慢	逐渐发病
症状	症状明显,易发生酮症酸中毒	多数无明显症状或仅有乏力
稳定性	不稳定,波动性大	相对稳定
缓解	只有"蜜月期"可缓解	超重者,体重下降可缓解
发病方式	急剧	缓慢,很难确定何时发病
胰岛素分泌	几乎是零	减少或相对不足
有关抗体	阳性(90%以上)	阴性(90%以上)
治疗	必须使用胰岛素	在必要时使用胰岛素

间充质干细胞及造血干细胞治疗 1 型糖尿病

1 型糖尿病,又称青少年糖尿病、胰岛素依赖型糖尿病,多发生于儿童和青少年,但也可见发生于其他年龄段的患者。胰岛素分泌绝对不足,起病急剧,易发生酮症酸中毒,需要用胰岛素进行有效治疗,否则有可能危及生命。1 型糖尿病可能与遗传、病毒感染、化学毒物、自身免疫功能缺陷等因素有关。在患者血液中,可查出多种自身免疫抗体,譬如胰岛素抗体、胰岛细胞抗体、谷氨酸脱羧酶抗体等,其中谷氨酸脱羧酶抗体与胰腺组织中胰岛 β 细胞的进行性损害相关性较好。这些异常抗体会对胰岛 β 细胞造成损伤,使其不能正常分泌胰岛素。

国内外众多研究表明,骨髓、脂肪、脐带、胎盘等组织器官来源的间充质干细胞对 1 型糖尿病都具有较好的治疗效果。间充质干细胞移植到 1 型糖尿病患者体内后,可通过多条途径发挥治疗作用。首先,间充质干细胞具有归巢和多向分化潜能。外源性干细胞输入患者体内后,可迁徙归巢到损伤的胰腺组织内,在胰腺微环境诱导下,分化为胰岛 β 细胞和其他细胞,分泌胰岛素,发挥治疗作用。其次,间充质干细胞可分泌多种细胞因子,促进胰腺组织的其他细胞转化为胰岛 β 细胞,分泌胰岛素。再次,间充质干细胞具有调节免疫反应和炎症反应的能力。由于 1 型糖尿病是机体对自身胰腺组织产生的免疫反应和慢性炎症反应,通过间充质干细胞对机体自身免疫反应和慢性炎症反应的抑制性调节作用,糖尿病症状就会得到有效控制。最后,间充质干细胞还有其他一些功能,如抗氧化应激作用、促进或参与血管生成等,可以促进损伤的胰腺组织修复再生和功能重建。正是由于多方面因素综合作用的结果,间充质干细胞有效地发挥了糖尿病治疗作用。

除间充质干细胞外,造血干细胞对糖尿病也有很好的治疗作用。2006 年 7 月,南京鼓楼医院为南京大学一位 21 岁学生进行了造血干细胞移植,治疗 1 型糖尿病。入院时,患者已陷入昏迷状态,出现口干、多饮、多尿、消瘦等症状,并伴有恶心、呕吐、乏力,确诊为 1 型糖尿病、酮症酸中毒。经造血干细胞移植治疗后,患者停用胰岛素几个月,血糖一直维持在正常水平。后来患者顺利毕业,并找到了理想工作。

造血干细胞是怎样发挥治疗作用的呢?

前面说过,1 型糖尿病是一种自身免疫性疾病。造血干细胞可以增殖分化为各种血细胞,重建患者的造血系统和免疫系统,恢复免疫功能。所以,造血干细胞移植可以有效地治疗 1 型糖尿病。

间充质干细胞治疗 2 型糖尿病

2 型糖尿病的特征是,胰岛 β 细胞分泌胰岛素功能障碍和外周组织胰岛素抵抗,导致无法维持血糖稳态。2 型糖尿病与年龄有关,占所有糖尿病病例的 90% ～ 95%。传统上,2 型糖尿病采用口服和 / 或注射抗糖尿病药物进行治疗,可在一定程度上减轻症状,但治标不治本,既不能逆转胰岛 β 细胞分泌胰岛素功能障碍,也不能逆转外周组织胰岛素抵抗。胰岛移植是一种解决策略,但受到供体来源限制,移植后需要长期服用抗免疫排斥药物。间充质干细胞则不受此限制,在治疗糖尿病方面展示了巨大潜力。

间充质干细胞治疗 2 型糖尿病的机制包括:间充质干细胞可以分

化为胰岛 β 细胞,分泌胰岛素;间充质干细胞可以分泌多种细胞因子,促进胰岛 β 细胞再生;间充质干细胞免疫原性低,具有免疫调理作用,可以保护胰岛 β 细胞,减少因自身免疫导致的损伤等。由于 2 型糖尿病较 1 型糖尿病的胰岛 β 细胞损伤小,间充质干细胞移植治疗 2 型糖尿病的效果更好。2 型糖尿病患者更适合间充质干细胞移植治疗。

此外,各种间充质干细胞对糖尿病并发症,如糖尿病足、糖尿病引起的视网膜变性等,也有较好的治疗效果。

神经性疾病

神经系统是人体的司令部,作为人体内起主导作用的功能调节系统,由神经元和神经胶质细胞组成,分为中枢神经系统和周围神经系统。中枢神经系统包括位于颅腔内的脑和位于椎管内的脊髓,是人体神经系统的重要主体;周围神经系统又称外周神经系统,包括脑神经(12 对)、脊神经(31 对)和自主神经,分布于内脏、腺体和心血管。发生于神经系统并导致感觉、运动、意识等神经功能障碍为主要临床表现的疾病称为神经性疾病,简称神经病。中枢神经系统受致病因素影响,但未发生器质性病变,而以精神活动障碍为主要临床表现的疾病称为精神病。在日常生活中,许多人将精神病习惯性地称为神经病,这不科学,譬如,见某人长期言辞举止异常,就说是神经病,在医学上不够严谨。神经系统疾病是较早探索用干细胞治疗的疾病类型之一,许多神经性疾病用干细胞治疗效果不错。

神经干细胞治疗中枢神经系统疾病

据《中国生育健康杂志》早年报道,2005 年 5 月 17 日,原中国人民解放军海军总医院(现为中国人民解放军总医院第六医学中心)为一名出生 70 多天的小儿脑性瘫痪女婴进行了神经干细胞移植手术。出生在河北省的这名女婴,住进该院时仅出生 72 天,全脑皮质严重萎缩,呈现脑空洞,诊断为严重缺血、缺氧性脑病,处于脑性瘫痪前期。经医院伦理委员会和学术委员会批准,小儿干细胞移植中心的专家们从正常流产胎儿大脑中取出脑组织,进行体外细胞培养扩增。在 B 超引导下进行患儿头颅穿刺,用探针将处理过的来源明确的 470 万个(4.7×10^6)健康干细胞种植到受损大脑部位。移植 17 天后,这名女婴会笑,眼睛灵活,能玩拨浪鼓,还能认出妈妈。经观察测评,孩子智力发育已经追赶上同龄小儿。智力运动评估从入院时不足 1 月龄至出院时基本达到 3 月龄。当时经军事医学科学院情报部门检索证实,这种利用神经干细胞移植,成功治疗因缺血缺氧造成的小儿脑性瘫痪,在世界上尚属首例。

神经干细胞存在于成体脑组织中,可诱导分化为神经元、星形胶质细胞、少突胶质细胞等,也可转分化(即分化成非神经组织细胞)为血细胞、骨骼肌细胞等。实验发现,人脑内海马、脑室下区等部位,能分离培养出神经干细胞,用于临床移植治疗。无论是自体移植,还是同种异体移植,神经干细胞都具有不错的生物相容性,很少发生免疫排斥反应。在脑内微环境诱导下,移植的神经干细胞增殖可分化为神经元、神经胶质细胞等。

动物实验已证实,经立体定向局部注射或颈内动脉注射移植,神经干细胞可向脑组织受损部位迁移并增殖分化为神经元和神经胶质细胞,修复替代损伤的神经元和神经胶质细胞,使神经系统功能得到明显改善。

然而,干细胞移植疗法的主要目的,不仅是用新细胞替代宿主体内的缺陷细胞,而且是使宿主细胞恢复功能。干细胞通过增殖分化成神经元细胞和神经胶质细胞,启动再生相关基因表达,使损伤轴突再生。同时产生多种胞外基质,填充脑损伤后遗留的空腔,为再生的轴突提供支持物,补充外伤后缺失的神经元和胶质细胞。使残存脱髓鞘的神经纤维和新生的神经纤维形成新的髓鞘,保持神经纤维功能的完整性。所以通过干细胞移植可以用来治疗脑脊髓损伤以及脑外伤,很大程度上减少了后遗症的发生,改善了后遗症状况。干细胞分化的神经元细胞和神经胶质细胞能够分泌多种神经营养因子,可以改善脑局部微环境,从而改善脑缺血性疾病。

当然,除神经干细胞外,其他类型的干细胞也用于治疗中枢神经系统疾病。国内外一些医疗单位,利用脐带间充质干细胞治疗小儿自闭症,报道有一定效果。脐带血移植,或造血干细胞移植,对中枢神经系统障碍有治疗效果。胚胎干细胞治疗帕金森病,可以减轻患者某些症状。

干细胞移植用于治疗的中枢神经系统性疾病,还包括颅脑创伤、脊髓损伤、缺血性脑卒中、脑萎缩、脑外伤后遗症、运动神经元病、脑梗死、阿尔茨海默病等。

神经干细胞治疗周围神经系统疾病

过度牵拉、挤压或锐器切割等外力作用,可引起周围神经系统损伤,造成神经细胞的结构受损或功能障碍。过去认为,神经组织是不可再生的,神经元一旦遭受损伤就难以恢复,但随着科学研究的深入,这一观点已经彻底改变。许多类型的干细胞能够再生周围神经组织,恢复损伤的神经元和神经胶质细胞的结构和功能。

周围神经损伤实质是神经细胞或称神经元受到损伤。它的修复主要通过维持神经元活性及数量、恢复神经轴突的连续性、促进轴突再生来进行。神经干细胞主要通过蛛网膜下腔注射、局部注射或静脉注射等途径进行移植。移植后,部分外源性神经干细胞可迁徙到神经元受损部位进行增殖分化,替代受损和死亡的神经元和胶质细胞,恢复神经元功能。外源性神经干细胞,还能通过分泌多种神经营养因子(包括神经生长因子、脑源性神经营养因子、神经营养因子-3、神经营养因子-4/5等),促进神经元的结构和功能重建。值得注意的是,由于脑脊液和细胞培养环境差异较大,移植的神经干细胞仅有少量能够存活并分化,移植数量足够和活力良好的神经干细胞是临床治疗成功的保障。利用坐骨神经慢性压迫性损伤动物实验模型,通过小鼠尾静脉注射移植神经干细胞,可明显抑制动物热敏痛和触诱发痛,降低神经元激活频率,增加有髓鞘的轴突数量。

然而,除神经干细胞外,胚胎干细胞以及脂肪、骨髓、脐带等来源的间充质干细胞,对某些周围神经系统疾病同样具有较好的治疗作用,都是周围神经组织损伤修复和利用组织工程技术再生人工神经的理想种子细胞。

克罗恩病

克罗恩病,又称节段性肠炎、肉芽肿性肠炎、局限性肠炎、局限性回肠炎,是一种慢性炎症性肠道病,可发生于胃肠道的任何部位,但以末端回肠和右半结肠最常见。临床症状是腹痛、腹泻、瘘管形成、肠梗阻,伴有发热、贫血、营养障碍以及皮肤、口腔黏膜、眼、肝脏、关节等肠外损害。病程多迁延,反复发作,不易根治,不少患者出现并发症,需要手术治疗,但术后复发率高。病因和发病机制不明,可能与遗传、感染、细胞免疫、体液免疫等因素有关。间充质干细胞具有免疫调理功能和抑制炎症的作用,对克罗恩病具有较好的治疗作用。近年来,一些国家已经批准了干细胞新药治疗克罗恩病。

骨髓间充质干细胞治疗克罗恩病

2009 年 12 月,美国食品药品监督管理局批准美国 Osiris 公司生产的干细胞产品 Remestemcel-L(Prochymal)上市,这是公认的世界第一个干细胞新药,适应证之一就是克罗恩病。Remestemcel-L(Prochymal)最初来源于健康青年捐献者骨髓,从一个供体骨髓中分离出间充质干细胞,在体外进行扩大培养,能获得多达 1 万个剂量,使原本珍稀的间充质干细胞,在临床上大规模应用成为可能。

2012 年 5 月 17 日，加拿大卫生部宣布，批准 Remestemcel-L（Prochymal）在加拿大上市，但适应证不是克罗恩病，而是儿童急性移植物抗宿主疾病。其成为全球首个批准治疗全身性疾病的干细胞药物，之后又在新西兰、澳大利亚和日本批准上市。在日本上市后，Remestemcel-L（Prochymal）换了个名字，叫"Allogeneic Bone Marrow-Derived MSC Product（Temcell）"。换"马甲"后，真有些认不出了。

2015 年 9 月，日本厚生劳动省批准干细胞新药"Allogeneic Bone Marrow-Derived MSC Product（Temcell）"上市，用于造血干细胞移植后严重并发症之一的急性移植物抗宿主疾病治疗。

Remestemcel-L（Prochymal）实质是骨髓间充质干细胞，又叫骨髓基质细胞，不仅是世界上首先发现的干细胞类型，也是世界上首先批准临床应用的干细胞类型。

笔者为了纪念这个里程碑式的干细胞药物事件，曾经写了一篇微型科幻小说《斯坦赛尔星球》，发表在 2016 年 8 期《今日科苑》杂志上。小说中以英文音译形式设置了世界首例干细胞事件密码。譬如斯坦赛尔（女主人公居住的星球），即"干细胞（stem cell）"；奥思瑞丝（女主人公，外星混血儿，外星部落盟长的养女，美丽善良），即 Osiris，发明世界首例干细胞新药的公司；普洛凯马（女主人公的坐骑——天马，能穿越时空隧道），即 Prochymal，世界首例被正式批准的干细胞新药等。有兴趣的读者，可以找到这期杂志，试试能否解读出更多干细胞事件密码。

干细胞

疾病｜衰老｜美容

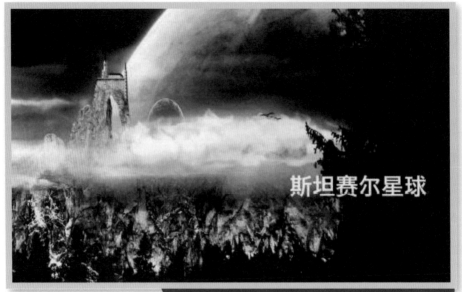

斯坦赛尔星球

设置了世界首例干细胞事件密码
的微型科幻小说《斯坦赛尔星球》

（资料来源：《今日科苑》2016 年 08 期）

脂肪间充质干细胞治疗克罗恩病

除骨髓间充质干细胞外，脂肪间充质干细胞也被批准应用于临床。2012 年 1 月，韩国食品药品监督管理局批准 Anterogen 公司研发的 Adipose-Derived Mesenchymal Stem Cells（Cuepistem）干细胞药物，治疗复杂性克罗恩病并发肛瘘。该药是一种自体脂肪来源的间充质干细胞，获取方法已经比较成熟。首先将混有消化酶（胰酶、胶原酶等）和麻药的制剂注射到患者的脂肪组织，再将消化后的脂肪组织用注射器抽取出来，在无菌室离心、去掉麻药、分离出脂肪间充质干细胞，培养扩增，最后将脂肪间充质干细胞回输到患者体内，观察治疗效果。

除自体间充质干细胞被批准临床应用外，同种异体或同种异基因间充质干细胞也已经被批准临床应用。2018 年 3 月，欧盟委员会批准了比利时 TiGenix（TIG）生物制药公司和日本武田药品工业株式会社研发的 Human Allogeneic Adipose-Derived Mesenchymal Stem Cells（Alofisel，又称 Darvadstrocel）干细胞药物进行临床应用，治疗成人非活动性或轻度活动性克罗恩病并发复杂肛周瘘患者，并具有长期缓解作用。这些患者往往对一种以上常规疗法或生物疗法具有耐受性。该药是同种异体脂肪间充质干细胞，即来源于非患者的脂肪间充质干细胞。正式批准前，2017 年 12 月，欧洲药品管理局人用药品委员会和高级治疗委员会曾一起对该药发表了积极意见，肯定了临床治疗作用。武田药品工业株式会社参与了 TiGenix 生物制药公司的产品研发，并在一些国家获得了市场授权。据报道，TiGenix 生物制药公司目前已被武田药品工业株式会社收购。

间充质干细胞治疗克罗恩病，是利用了间充质干细胞的多向分化潜能、免疫调理作用、抗炎症反应等生物医学特性。不同来源的间充质干细胞，都具有类似的临床治疗用。

造血干细胞治疗克罗恩病

造血干细胞是最早用于治疗克罗恩病的干细胞，可采用自体或同种异体造血干细胞移植。自体造血干细胞移植不会发生免疫排斥反应，同种异体造血干细胞移植需要进行人类白细胞抗原（human leukocyteantigen，HLA）配型。

经过造血干细胞移植治疗,患者病情得以缓解,生活质量明显提高,能够避免大剂量使用激素引发的副作用。但是,也存在一些缺陷,譬如临床研究的样本量不大,实验数据缺乏说服力;移植治疗后,存在一定复发率;与间充质干细胞移植相比,造血干细胞同种异体移植的风险大。

值得一提的是,虽然同种异体造血干细胞移植治疗前景堪忧,但仍有一类人群适合采用该疗法,即白介素 -10 基因缺陷的低龄克罗恩病患者。对于发病年龄较早的克罗恩病患者,可尽早进行白介素 -10 基因检测。若存在基因缺陷,则适合采用同种异体造血干细胞移植。

造血干细胞治疗克罗恩病的机制可能是造血干细胞定植于患者肠黏膜受损处,分化为肠上皮修复损伤,同时造血干细胞移植后具有免疫调节作用,通过分裂产生免疫原性低的细胞,减轻肠道炎症反应。

综合现有临床实验研究资料,克罗恩病的治疗应优先采用间充质干细胞移植。

关节软骨损伤和骨关节炎

关节软骨主要由软骨细胞和细胞外基质组成,没有血管、淋巴管和神经,损伤后难以自我修复。在长期负荷运转中,一旦受到异常应力、强机械力等作用后,就容易发生损伤。若得不到及时修复,可能会逐渐引起关节软骨退行性病变或关节其他部位损伤,诱发关节炎。骨关节炎患者主要是老年人和关节负荷大的运动员,临床表现主要是关节疼痛、功能障碍等,病理变化包括关节软骨破坏、软骨下骨硬化、滑膜增生等,致残率高。随着中国人口逐渐老龄化,骨关节炎的发病人数不断增加,造成了很大的经济和社会负担。关节软骨损伤和骨关节炎,用传统方法治疗,效果不够理想。近年来,干细胞移植、干细胞组织工程等治疗方法,能够取得较好的临床效果。

软骨细胞及干细胞治疗软骨损伤

传统上,治疗软骨损伤的方法主要有微骨折手术、开放性自体骨膜移植、马赛克软骨移植等,但治疗效果不太令人满意。1987 年,瑞典医学家布里特伯格(Brittberg)在世界上首次进行了体外培养扩增自体软骨细胞治疗软骨损伤的研究,该成果于 1994 年发表在世界权威医学期刊《新英格兰医学杂志》(*The New England Journal of Medicine*)。利用自体软骨细胞移植(autologous chondrocyte implantation,ACI;有时也译作 autologous chondrocyte transplantation,ACT)治疗软骨损伤,疗效较为理想。一项进行了至少 10 年的随访研究证实,70% 患者可获得满意的长期疗效。

2009 年 10 月,欧盟药品管理局正式批准比利时 TiGenix 生物制药公司研发的 Characterized Chondrocytes(ChondroCelect)细胞药物进行临床应用,其为自体软骨细胞,标志着自体软骨细胞移植技术已经比较成熟。2011 年,浙江大学医学院附属邵逸夫医院的骨科专家们,利用自体软骨细胞移植术,治疗了 6 例膝关节软骨缺损患者。病例均为外伤或剥脱性骨关节炎导致的单侧股骨髁关节面软骨缺损,缺损大小为

3.8 ~ 11.6 平方厘米,平均 7.3 平方厘米。术后进行严格的康复训练,定期进行随访。分别于治疗后 6 个月和 12 个月检查,发现所有病例软骨缺损区基本得到了修复,无一例出现术后感染等严重并发症。

迄今,自体软骨细胞移植术已经发展了三代。第一代为 P-ACI,是将体外混悬培养的自体软骨细胞移植到软骨损伤处,与自体骨膜结合进行覆盖,可修复深度在 6 ~ 8 毫米以上的软骨损伤。第二代为 C-ACI,是用胶原膜替代自体骨膜,覆盖于软骨损伤处,减少了摘取骨膜引起的并发症,简化了手术操作流程。第三代为 M-ACI,是通过体外培养扩增软骨细胞,种植在 I / III 型胶原膜粗糙面上,移植回患者体内,使用可吸收线缝合固定,进行修复。C-ACI 临床疗效和 P-ACI 相当,但新生软骨增生现象相对减少。MACI 则具有较好的短期和中长期疗效。

2012 年 1 月,韩国食品药品管理局批准 Medi-post 公司生产的 hUCB-MSCs(Cartistem)干细胞产品上市,用于治疗膝关节软骨损伤。该产品是来自新生儿脐带血的间充质干细胞,即脐带血间充质干细胞。

2016 年 12 月,美国食品药品监督管理局批准 Vericel 公司研发的 Autologous Cultured Chondrocytes on Porcine Collagen Membrane(Maci)自体软骨细胞药物进行临床应用,治疗膝关节软骨损伤。该药物是一种在猪胶原蛋白膜上培养的软骨组织工程产品。

可见,软骨细胞和干细胞均可用于关节软骨损伤修复。在修复途径上有两种:一种是干细胞或自体软骨细胞经体外培养扩增后,通过注射移植等方式回输到患者体内,进行软骨再生,修复关节损伤;另一种是干细胞或自体软骨细胞经体外软骨组织工程技术再生软骨,通过外科手术移植到患者体内,替换损伤的软骨组织,修复关节损伤。对于面积较小的软骨损伤,可利用注射移植干细胞或软骨细胞、激活内源性干细胞等方法进行修复。对于大面积的软骨损伤,譬如创伤或疾病引起的关节表面大面积缺损,可先借助于软骨组织工程技术进行体外再生,再移植到患者体内进行损伤修复。

关节软骨干细胞是理想的软骨组织工程种子细胞,存在于髌骨下脂肪垫、软骨膜凹槽 Ranvier 环、滑膜、软骨膜、关节软骨表层以及颞下颌关节髁突表层等部位。种子细胞需要在三维生物材料支架上再生软骨组织。笔者发明了一种仿生多孔微球组织工程支架,已获国家发明专利授权,可用于体内外软骨再生。

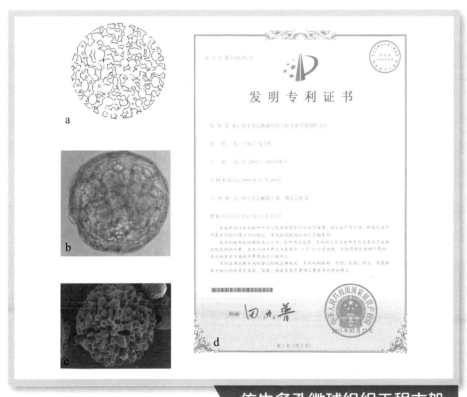

仿生多孔微球组织工程支架

a:解剖图;b:光学显微镜图;c:电子显微镜图;d:专利证书

在软骨损伤修复中,目前用到的干细胞主要是其他组织(如骨髓、脂肪等)来源的间充质干细胞,可进行体外培养扩增或患者自体移植,但是体外培养扩增容易去分化,患者自体移植需要多次手术。

理想的关节软骨损伤修复,要求新生软骨与原有软骨具有相同的分层结构、生物学特性和基质组分等,实现软骨正常生理功能恢复,目前尚须对软骨结构和功能重建的机制和方法进行深入研究,以期造福更多患者。

间充质干细胞治疗骨关节炎

骨关节炎的传统治疗方法主要有药物止痛、理疗、功能锻炼、改变生活方式等,这些方法虽然能暂时缓解症状,但不能从根本上治愈疾病,或逆转发病进程。对于病情较严重的患者,只能采取关节置换手术,包括截骨矫形术、关节镜手术和关节成形术等。尽管关节置换手术比较有效,但患者不满意度仍高达 30%,并且这种方法具有一些缺陷,譬如有一定使用年限、需要复杂的维护、不适合活动量较大的年轻患者等。间充质干细胞来源于骨髓、脂肪、脐带血、外周血、脐带、胎盘、羊膜、牙髓、滑膜等组织,具有免疫调理功能和抗炎症作用,对于像骨关节炎这样的退行性疾病具有明显疗效。近年来,间充质干细胞移植治疗骨关节炎正日益受到重视。

可以直接利用间充质干细胞治疗骨关节炎,包括基于组织工程支架的间充质干细胞植入术,主要应用于修复受损比较严重的关节面软骨组织;直接将间充质干细胞注入受损关节的关节腔中,主要应用于早期骨关节炎的治疗。这两种方法在临床上都取得了令患者满意的治疗效果。也可以间接利用间充质干细胞外泌体治疗骨关节炎。外泌体是间充质干细胞向细胞外分泌的一些微型囊泡,直径为 50 ~ 150 纳米,含有多种蛋白质、核酸和脂类等物质,可调节、恢复细胞外基质的稳态。外泌体通过旁分泌方式作用于邻近损伤组织的细胞,促进损伤组织的再生修复。临床研究表明,间充质干细胞外泌体具有能够介导软骨再生修复、改善骨关节炎症状、延缓病情发展等作用。可见,间充质干细胞治疗骨关节炎是通过多途径、多机制进行,综合起作用。

世界各国批准上市的细胞药物

国家或地区（批准机构）	时间	药物名	来源	适应证
欧盟药品管理局	2009 年 10 月	Characterized Chondrocytes（ChondroCelect）	自体软骨细胞	膝关节软骨缺损
美国食品药品监督管理局	2009 年 12 月	Remestemcel-L（Prochymal）	人异基因骨髓来源间充质干细胞	移植物抗宿主病和克罗恩病
澳大利亚治疗用品管理局	2010 年 7 月	Mesenchymal Precursor Cells（MPC）	自体间充质前体细胞产品	骨修复
韩国食品药品管理局	2011 年 7 月	Autologous Bone Marrow Mesenchymal Stem Cells（Hearticellgram-AMI）	自体骨髓间充质干细胞	急性心肌梗死
美国食品药品监督管理局生物制品许可	2011 年 11 月	Human Cord Blood Hematopoietic Progenitor Cells（Hemacord）	脐带血造血祖细胞用于异基因造血干细胞移植	遗传性或获得性造血系统疾病
韩国食品药品管理局	2012 年 1 月	hUCB-MSCs（Cartistem）	脐带血来源间充质干细胞	退行性关节炎和膝关节软骨损伤
韩国食品药品管理局	2012 年 1 月	Adipose-Derived Mesenchymal Stem Cells（Cuepistem）	自体脂肪来源间充质干细胞	复杂性克隆氏病并发肛瘘

干细胞

疾病 | 衰老 | 美容

续表

国家或地区 （批准机构）	时间	药物名	来源	适应证
加拿大卫生部	2012 年 5 月	Remestemcel-L（Prochymal）	骨髓间充质干细胞	儿童急性移植物抗宿主病
欧盟药品管理局	2015 年 2 月	Ex Vivo Expanded Autologous Human Corneal Epithelial Cells Containing Stem Cells（Holoclar）	含干细胞的人自体角膜上皮细胞	成人患者因物理或化学灼烧而引起的中重度角膜缘干细胞缺陷症（limbal stem cell deficiency，LSCD）
欧盟药品管理局	2015 年 6 月	Stempeusel	骨髓来源混合间充质干细胞	血栓闭塞性动脉炎
日本厚生劳动省	2015 年 9 月	Allogeneic Bone Marrow-Derived MSC Product（Temcell）	骨髓间充质干细胞	用于造血干细胞移植后严重并发症之一——"急性移植物抗宿主反应"治疗
美国食品药品监督管理局	2016 年 12 月	Autologous Cultured Chondrocytes on Porcine Collagen Membran（Maci）	自体软骨细胞（在猪胶原蛋白膜上培养的组织工程产品）	膝关节软骨损伤
美国食品药品监督管理局	2017 年 8 月	Tisagenlecleucel（Kymriah）	嵌合抗原受体 T 细胞（CAR-T）静脉输注悬浮液	治疗 3～25 岁的急性淋巴细胞白血病
美国食品药品监督管理局	2017 年 10 月	Axicabtagene Ciloleucel（Yescarta）	嵌合抗原受体 T 细胞（CAR-T）静脉输注悬浮液	治疗复发/难治性大 B 细胞淋巴瘤的成人患者
欧盟委员会	2018 年 3 月	Human Allogeneic Adipose-Derived Mesenchymal Stem Cells（Alofisel，又称 Darvadstrocel）	异体脂肪间充质干细胞	治疗成人非活动性/轻度活动性克罗恩病并发复杂肛周瘘患者

续表

国家或地区（批准机构）	时间	药物名	来源	适应证
印度药品管理总局	2020 年 8 月	Allogeneic Mesenchymal Stromal Cells（Stempeucel）	成年人异体骨髓间充质干细胞	伯格氏病（buerger's disease）和动脉粥样硬化性周围动脉疾病引起的严重肢体缺血（critical limb ischemia，CLI）

如前所述，2012 年 1 月，韩国食品药品管理局批准 Medi-post 公司生产的 hUCB-MSCs（Cartistem）脐带间充质干细胞产品上市，用于治疗膝关节软骨损伤。其实，hUCB-MSCs（Cartistem）也同时被韩国食品药品管理局批准，用于治疗退行性关节炎。

各种间充质干细胞移植治疗骨关节炎，在临床上具有良好的发展前景。

其他疑难杂症

除上面提到的一些疾病外，干细胞移植治疗的疾病还有很多，其中造血干细胞和间充质干细胞的临床应用相对成熟。

造血干细胞治疗的疾病

造血干细胞来源为骨髓、外周血、脐带血、胎盘血等。

血液系统疾病

如各种急慢性白血病、恶性淋巴瘤、巨细胞缺乏性血小板减少症 (amegakaryocyte thrombocytopenia, AMT)、再生障碍性贫血、先天性粒细胞缺乏症、镰刀型细胞性贫血、地中海贫血、先天性纯红细胞再生障碍性贫血、伊文氏综合征、范可尼贫血和婴儿先天性中性粒细胞减少症、骨髓衰竭、血红蛋白病和原发性免疫缺陷等。

免疫系统疾病

如类风湿关节炎、系统性红斑狼疮、腺嘌呤去氨酵素缺乏症 (adenosine deaminase deficiency, ADA)、慢性肉芽肿病 (chronic granulomatous disease, CGD)、严重性联合免疫缺陷病 (severe combined immunodeficiency disease, SCID)、X- 连锁淋巴组织增生病 (X-linked lymphoproliferative disease, XLP)和湿疹血小板减少伴免疫缺陷综合征 (Wiskott-Aldrich syndrome)、甲状腺功能亢进症、牛皮癣、自身免疫性糖尿病、多发性硬化等。

自身代谢缺陷性疾病

如肾上腺脑白质营养不良、淀粉样变性、巴尔 - 淋巴球综合征、先天性角化不良症、家族性噬红细胞性淋巴组织细胞增生症、戈谢病 (Gaucher disease)、亨特综合征 (Hunter syndrome、黏多糖贮积症 II 型)、赫勒氏综合征 (Hurler syndrome、黏多糖贮积症 I 型)、遗传性神经元蜡样脂褐质沉积症、婴儿遗传性脑白质萎缩 (Krabbe disease)、郎格汉斯细胞组织细胞增生症、自毁性综合征 (Lesch-Nyhan syndrome)、骨硬化病 (骨质石化病)、白细胞黏附缺乏症等。

中枢神经系统疾病

如慢性进行性舞蹈病、脑梗死 (缺血性脑卒中、脑卒中)、阿尔茨海默病、帕金森病、肌萎缩性脊髓侧索硬化症（运动神经元病、渐冻人症，著名物理学家霍金患此病）、颅脑损伤、脊髓损伤等。

其他疾病

如骨髓纤维化、重型狼疮性肾炎、血栓性微血管病、脑瘫、脑瘤、乳腺癌、前列腺癌、肺癌、脑损伤、多发性骨髓瘤、急性肾小球肾炎、肾细胞癌等。

目前有多个产品被批准临床应用。

间充质干细胞治疗的疾病

间充质干细胞来源广泛，包括脐带、脐带血、胎盘、脂肪、骨髓、肌肉、牙髓、毛囊、骨骼、滑膜、羊水、经血（子宫内膜）、肺、肝、胰腺等。

血液系统疾病

如再生障碍性贫血、免疫性血小板减少症、骨髓增生异常综合征、血友病以及与造血干细胞联合移植治疗白血病、淋巴瘤、移植物抗宿主病（是造血干细胞移植失败的主要原因之一）等。

神经系统疾病

如各种病因导致植物状态、脊髓小脑共济失调、缺血性脑卒中、脑瘫、脑萎缩、小儿自闭症、帕金森病、亨廷顿病、阿尔茨海默病、运动神经元病、脑外伤、脊髓损伤、脑外伤后视神经萎缩、下肢静脉闭塞、肌萎缩性脊髓侧索硬化症、脑白质营养不良、脑脊髓炎、视神经和视网膜病变等。

消化系统疾病

如肝硬化、肝纤维化、肝衰竭、急慢性胰腺炎、克罗恩病并发复杂性肛瘘、食管癌、肝癌、胃癌、胰腺癌、结肠癌、腐蚀性食管损伤、反流性食管炎、胃溃疡、胃穿孔、放射性肠损伤、自身免疫性肝炎、原发性硬化性胆管炎、高胆红素血症等。

心血管系统疾病

如冠心病、心肌梗死、心功能不全、顽固性心绞痛、扩张型心肌病、心衰、血管瘤、风湿性心脏病等。

呼吸系统疾病

如急性肺损伤、特发性肺纤维化、慢性阻塞性肺疾病、支气管哮喘、气管炎、肺气肿、肺支气管发育不良、肺癌等。

骨骼系统疾病

如骨关节炎、风湿性关节炎、关节软骨损伤、类风湿关节炎等。

内分泌系统疾病

如 1 型糖尿病、2 型糖尿病、糖尿病足、自身免疫性甲状腺炎、甲状腺功能亢进等。

免疫系统疾病

如系统性红斑狼疮、自身免疫性糖尿病、硬皮病（系统性硬化症）等。

泌尿生殖系统

如缺血性肾损伤、局灶节段性肾小球硬化、IgA 肾病、糖尿病肾病、急性肾衰竭等。

其他

抗衰老，如去鱼尾纹、嘴角纹、抬头纹等；增强免疫力，如治疗亚健康状态等；美容，如治疗秃头、凹陷性瘢痕等。

此外，间充质干细胞还应用于角膜损伤、视网膜损伤、皮肤损伤、烧伤等领域,目前有十几个产品被批准临床应用。

胚胎干细胞治疗的疾病

胚胎干细胞的来源为早期胚胎(原肠胚期之前)、原始性腺、克隆胚胎(核移植胚胎干细胞)等。

阿尔茨海默病、多发性硬化病、帕金森病、冠心病、糖尿病、肾衰竭、肿瘤、肝硬化、心肌梗死、眼角疾病、视网膜疾病等,目前都处于动物实验或临床研究阶段,没有产品被批准临床应用。

诱导多能干细胞治疗的疾病

诱导多能干细胞(iPS 细胞)的来源为转入外源基因(如 Oct3/4、Sox2、c-Myc、Klf4 或 Oct4、Sox2、Nanog、LIN28 等)的体细胞等。

范可尼贫血、镰刀型细胞性贫血、地中海贫血、心血管疾病、阿尔茨海默病、帕金森病、肌萎缩性脊髓侧索硬化病、自闭症、1 型糖尿病、心肌梗死、软骨损伤、骨关节炎、脊髓损伤、脑梗死、老年视网膜黄斑变性等,目前都处于试验研究阶段,没有产品被批准临床应用。

干细胞临床移植治疗的疾病涉及循环、消化、神经、内分泌、呼吸、泌尿、生殖、运动等人体各系统的组织器官损伤或功能障碍,包括遗传性疾病、创伤性疾病、衰老性疾病、退行性疾病、免疫性疾病、风湿性疾病、炎症性疾病、代谢性疾病、放射性疾病等。不同种类的干细胞在临床应用时会有差异。

在成体干细胞中,某些种类的造血干细胞和间充质干细胞已被许多国家和地区批准临床研究应用。从众多干细胞移植研究和临床实践中发现，间充质干细胞比造血干细胞具有更为广泛的临床应用前景。当与造血干细胞联合移植时，具有促进造血干细胞增殖、分化、植入、造血功能重建等作用，从而增强造血干细胞移植的疗效。

干细胞治疗的现状

伦理争议和安全性

目前胚胎干细胞由于存在伦理争议，临床应用具有一定限制。但是，14 天前的早期胚胎，因为没有发育出感觉神经等结构，还不具有人的特征，仅是一团生物学意义上的"细胞"，这时的胚胎干细胞允许进行临床研究应用，俗称"14 天规则"。

诱导多能干细胞，即 iPS 细胞，属于重编程细胞，具有某些与胚胎干细胞类似的生物学特性。早期研发的 iPS 细胞，由于转入了一些外源基因和被观察到染色体非整倍体、易位、点突变、碱基大规模重复和缺失等基因变化，会有一定的安全风险。并且，当 iPS 细胞用于不孕症治疗或生产嵌合体动物时，同样存在伦理学争议。在没有彻底解决这些问题前，不宜进行临床研究应用。

然而，近年来科学家研究发现，利用某些小分子化合物，如CHIR99021（糖原合成酶激酶 -3 抑制剂）、E-616452（转化生长因子 -β 受体抑制剂）、Forskolin（腺苷酸环化酶激活剂）、DZNep（S- 腺苷高半胱氨酸水解酶抑制剂）、VPA（丙戊酸，组蛋白去乙酰化酶抑制剂）、

PD0325901（苏氨酸 / 酪氨酸激酶抑制剂）等可以诱导体细胞重编程为 iPS 细胞,使 iPS 细胞的安全性得到了提高,未来可能被用于某些疾病的移植治疗。

国内外干细胞新药研发情况

迄今,国外已有十几种干细胞新药上市。包括美国食品药品监督管理局批准的人异体骨髓间充质干细胞、脐带血造血祖细胞;澳大利亚治疗用品管理局批准的自体间充质前体细胞;韩国食品药品监督管理局批准的自体骨髓间充质干细胞、自体脂肪间充质干细胞、脐带血间充质干细胞;加拿大卫生部批准的骨髓间充质干细胞;欧盟药品管理局批准的含干细胞的人自体角膜上皮细胞、骨髓来源混合间充质干细胞、人异体脂肪间充质干细胞;日本厚生劳动省批准的骨髓间充质干细胞等。

这些药物大部分是"孤儿药",即罕见药,研发成本高、周期长,导致药品价格昂贵。近年来,国内已有多家生物制药公司研发的干细胞新药获得国家药品监督管理局注册受理。随着时间延长,会有越来越多的疾病探索用干细胞进行治疗,也会有越来越多的干细胞新药被批准临床应用。

目前国内外大多数干细胞药物还处于临床试验研究阶段。截至 2019 年 6 月 9 日,经查询在 clinicaltrial.gov 上注册的,正在进行中的世界各大洲干细胞治疗临床研究 5 939 项,其中美国 2 976 项、英国 224 项、澳大利亚 133 项、加拿大 254 项、日本 45 项、韩国 204 项、俄罗斯 78 项、印度 90 项、中国 564 项(其中大陆 485 项、台湾 65 项、香港 14 项)。中国大陆干细胞移植治疗研究居国际领先水平,正在进行的临床试验包括Ⅱ期264项、Ⅲ期67项、Ⅳ期28项。2018年4月17日，在clinicaltrial.gov上注册的世界各大洲干细胞治疗临床研究5 239项，其中中国452项。不到一年零两个月时间，全球干细胞临床试验增加13.36%，净增700项，其中中国增加24.78%，净增112项。

　　未来几十年内，干细胞临床移植治疗会有一个爆发期。届时，由于制备技术不断成熟，以及规模化临床应用，干细胞药物生产成本、市场价格会下降，更多患者将选择进行干细胞移植治疗。人们的健康水平将进一步提高。

干细胞与抗衰老美容

人都希望健康,永葆青春活力。但随着时光流逝,人都会慢慢变老。当从镜子中偶然发现白发、皱纹、鱼尾纹、眼袋等特征,人会首先意识到"老了"。其实生理性衰老比这些表面特征来的更早。衰老从人体内干细胞数量减少开始,在很长时间内是悄无声息的,表面根本看不出来。通过移植补充干细胞,能够在很大程度上延缓衰老,使人更加年轻美丽。

干细胞

疾病 | 衰老 | 美容

人体自然衰老

长生不老的神话

没有人不渴望长寿。中国古代的皇帝称"万岁"，王爷称"千岁"，老百姓为小孩过生日祝福"长命百岁"。雄才大略的秦始皇，灭六国、筑长城、修驰道、统一度量衡……梦想世世代代做帝王。派方士徐福携童男童女各五百东渡，去东瀛诸仙山寻找长生不老药，然而方士一去不归，从此杳无音信。始皇东巡，无奈望着徐福消失的踪迹，摇头叹息。在打道回宫的漫漫长路上，车马劳顿，溘然长逝。纵使帝王都不能长生不老，普通百姓更是连想也不敢想。

长生不老都是神话传说。神农时期，有个叫赤松子的人，吃了长生不老药"冰玉散"，能够入火不化，随风雨上天入地，成了掌管祈雨的神。后来炎帝的小女儿追随他，也得道成仙，一起升入了天国。

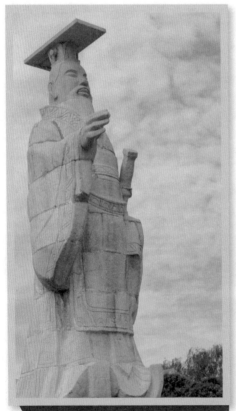

寻长生不老药的秦始皇

84

传说,彭祖活了 800 年,由于对妻子说出不死的秘密,才被阎王爷用朱笔勾了名字。

在神话故事中,嫦娥是后羿的妻子。后羿就是那个射下天空中九个太阳的远古时期大英雄。有一次,后羿从西王母那里求了不死药,放在家里。嫦娥吃后,飘然升空,飞落到月亮上,成了神仙。常年住在广寒宫,与砍伐桂花树的吴刚和捣药的玉兔为伴。

人体衰老现象

衰老是成年人体的形态、结构、生理功能,随着时间消逝渐渐衰退,直至死亡的现象。人体衰老的特征可分为外部特征、内部特征和功能特征。

外部特征主要有脊柱弯曲;行动迟缓;皮肤松弛,皱缩,颜色变深,出现老年斑(脂褐素沉淀所致);头发变白,稀少,个别出现秃顶;牙齿松动,脱落等。

内部特征主要有大脑萎缩;骨骼松弛,变脆;肌肉萎缩;肺萎缩,容量降低;肝萎缩,解毒能力下降;肾萎缩,排泄尿量减少;血管硬化,心排血量减少等。

功能特征主要有关节僵硬;感官失灵;耳聋眼花;记忆力减退;代谢率降低;精力不足;性欲低下等。一旦出现这些特征,就应该警惕自己的身体已经开始衰退。

研究发现,并不是到了一定年龄,必然会出现衰老特征。一些先天性遗传因素和后天性环境因素,会影响衰老特征出现的时间和多少。

但人的衰老,究竟是从头上出现第一根白发开始,还是从额头出现第一丝皱纹开始,抑或是从眼角出现第一条鱼尾纹开始呢? 其实都不是,这些都是外部表现。当人体出现这些特征的时候,体内早已经发生变化了。

人体衰老最先从细胞衰退开始,从少数细胞衰退发展到多数细胞衰退,再从多数细胞衰退发展到组织、器官衰退,最后发展到整个人体慢慢变老。但是,人们往往重视外表的衰老,譬如头上出现白发、额头出现皱纹、眼角出现鱼尾纹、皮肤出现色斑等,因为这些衰老特征很容易观察到,细胞生理功能的变化肉眼看不到。

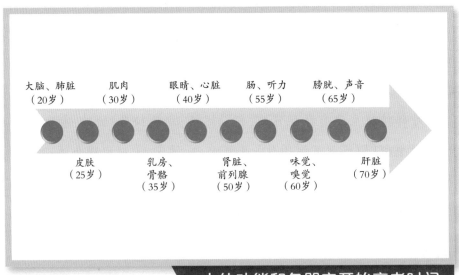

大脑、肺脏（20岁）　肌肉（30岁）　眼睛、心脏（40岁）　肠、听力（55岁）　膀胱、声音（65岁）

皮肤（25岁）　乳房、骨骼（35岁）　肾脏、前列腺（50岁）　味觉、嗅觉（60岁）　肝脏（70岁）

人体功能和各器官开始衰老时间

人体衰老会有先兆。如果长期吃喝拉撒睡眠不正常,譬如食欲缺乏、饱胀感、便秘、尿频尿急、失眠、精力大不如前等,就要警惕衰老。当出现衰老症状时,若经常不注意休养,症状就会加剧,免疫力降低,有可能生病。三天两头打针、吃药,面色不好,精神萎靡。若这种状况持续久了,人体各组织器官就会加速老化,甚至出现病变,易患高血压、冠心病、帕金森病、阿尔茨海默病、糖尿病、脑梗死、白内障、耳聋等各种老年性疾病。

人体为什么会出现衰老现象？

关于衰老的学说有很多，众说纷纭，但最根本的，还得从细胞说起。

人体由细胞构成，细胞就是建筑人体这座生命大厦的砖块。人体的形态、结构和生理功能都是由细胞决定的。科学家研究发现，当人体开始衰老时，细胞数量呈现减少趋势。随着年龄增长，脑细胞死亡数量逐渐增多，脑重量减少。有些器官虽然重量保持恒定，但功能特化的细胞被其他细胞代替，比例少了。

衰老细胞的细胞器，即亚细胞结构，发生改变，主要包括细胞膜的成分和结构发生变化，膜的通透性、物质转运能力、信号识别能力等随之改变；高尔基复合体的扁平囊中出现空泡，发生断裂、分解；内质网肿胀，出现空泡；粗面内质网上的核糖体丢失，蛋白质合成减少；线粒体数目减少，造成细胞能量供应不足；溶酶体内酶的数量减少，对外来异物消化不全；细胞核浓缩，核仁数量减少，遗传基因关闭，不起作用；细胞分裂增殖活动减少。

高尔基复合体、线粒体、内质网、核糖体、溶酶体等都是细胞器，存在于细胞质中，执行着特定的生理功能。

衰老崩溃的线粒体、高尔基复合体等被溶酶体自噬，经过一系列步骤，转变成脂褐素，又称老年色素，造成细胞功能下降。**脂褐素是老年的重要特征。**

无论男性还是女性，细胞数在 16 ~ 20 岁达到最高值。男性在 40 岁后，女性在 20 ~ 30 岁后，细胞数开始缓慢减少。70 岁后，细胞数开始加速减少。同时，人体衰老后，水分、骨、组织的质量逐渐减少，脂肪的质量增加。

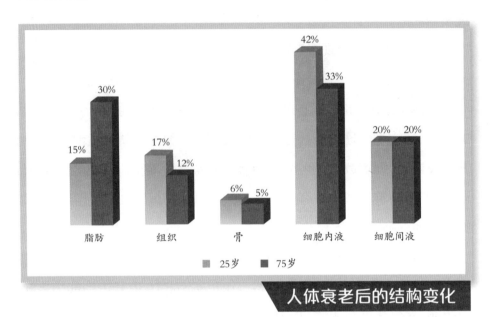

人体衰老后的结构变化

由于细胞数量减少，人体的正常生理功能相对减弱，进而触发衰老机制，导致人体出现衰老现象。

衰老是自然规律

一切事物都要经历发生、发展、消亡的过程，这是自然规律，不能违背。大到宇宙天体，小到麻雀蝼蚁，都是有寿命的，不能永生。人类虽然贵为所居住星球的霸主，支配一切可以利用的资源，但是却不能违背生老病死（即出生、衰老、生病、死亡）的法则。道家认为，生老病死乃自然规律，是人之常情。

人的自然衰老是一个逐渐进行的过程,这个过程可分为发育期、成熟期、渐衰期、衰老期。从 39 岁开始,人体内髓磷脂产量逐年减少。髓磷脂是神经元外侧脂质,具有保护神经细胞免受损害的功能。髓磷脂减少,会导致感官、行为、认知和其他一些生理功能出现衰退。

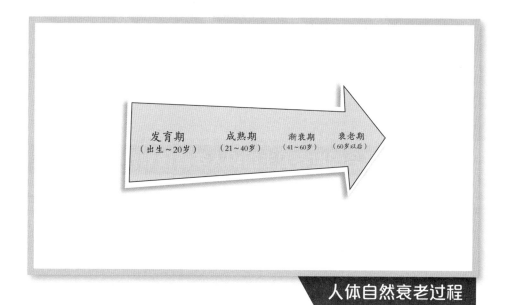

人体自然衰老过程

人类衰老的自然规律虽然不能违背,但是可以通过医学手段、改善饮食结构、适当体育锻炼、养成良好生活习惯(如早睡早起)等方法延缓这个过程,使自己更加年轻长寿。随着现代医学进步和生活水平提高,许多人看起来比实际年龄小得多,母女像姐妹、父子像哥俩的已不是少数。

总部位于瑞士日内瓦的联合国世界卫生组织(WHO),2018 年对人的年龄段进行了重新划分,分为未成年人、青年人、中年人、老年人和长寿老人。青年是 65 岁以下,长寿老人是 100 岁以上。而 1994 年颁布的标准是,45 岁以下为青年,90 岁以上为长寿老人,年龄分别延后了 20 岁和 10 岁。这是对人类寿命越来越长、越活越年轻的充分肯定。

干细胞

疾病│衰老│美容

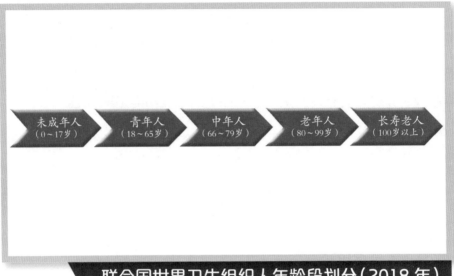

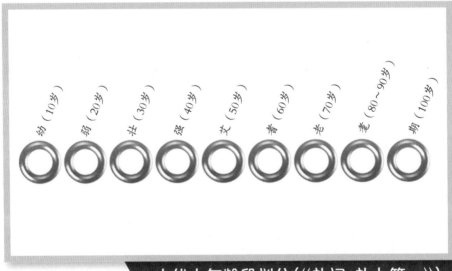

幼（10岁）　弱（20岁）　壮（30岁）　强（40岁）　艾（50岁）　耆（60岁）　老（70岁）　耄（80～90岁）　期（100岁）

古代人年龄段划分（《礼记·礼上第一》）

谁更长寿

俗话说"千年的王八万年的龟",其实龟的寿命没有那么长,比龟还长寿的动物有很多,譬如鲸鱼、蛤蜊类、深海海绵等。世界上最长寿的动物是一种叫"明（Ming）"的软体动物。属于蛤蜊类,活了507岁,可谓动物界的老寿星。之所以叫"明",是因为这种动物诞生的时候中国正处于明朝。"明"长期生活的家园位于冰岛海底,2012年10月24日贝壳上的纹理显示,年龄已高达507岁。令人遗憾的是,当年龄被确认时,"明"由于外壳被科学家撬开而当场死亡。此前人类发现的最长寿动物也是蛤蜊类,但"明"比它年长31岁,刷新了吉尼斯世界纪录。"明"贝壳上的纹理反映了当时所处的大气和海洋环境,成为了解当时海底生态环境和古代气候变化的珍贵资料。

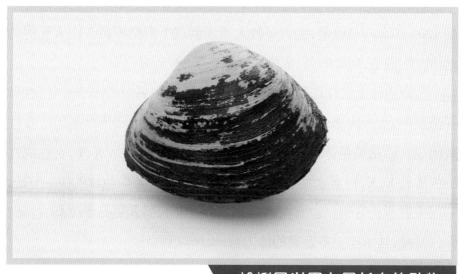

蛤蜊是世界上最长寿的动物

"明"是迄今最长寿的动物,但还不是最长寿的生物。世界上最长寿的生物是一种叫"玛士撒拉小虫"的细菌。玛士撒拉是圣经《旧约》里的老寿星,据说活了969岁,相当于中国的彭祖。2000年7月16日,英国《星期日泰晤士报》报道,英国科学家于2000年在英国芬得克里夫兰郡的地下发现了世界上最长寿的生命,年龄为2.6亿岁。如此高寿,真的超出了人的想象。科学家推测,玛士撒拉小虫的发现地曾经是一片浅水。随着时光推移,水蒸发殆尽,小虫与盐一起沉积下来。在漫长的地质变迁过程中,小虫逐渐适应了地下盐层严酷的生活条件,以盐层中贫乏的有机物维持生计,新陈代谢速度降到几乎为零。这样,得以在漫长的历史岁月中生存下来。

一般来说,凡是新陈代谢快的生物寿命就短,新陈代谢慢的生物寿命就长。

人是地球上最智慧的生命,却不是最长寿的生命。人的正常寿命是120～150岁,但是,绝大多数人活不到这个自然岁数。比人长寿的动物比比皆是,譬如鲤鱼、大象、海龟、梭鱼、鲸鱼等。

生命为什么这样进化,迄今还是未解之谜。更令人困惑的是,在世界范围内,女人比男人更加长寿。有人认为,这是由于男性基因比女性基因少。除常染色体都是22对外,男性的性染色体是X、Y,女性的性染色体是X、X,科学家发现Y染色体上的基因比X染色体的少。但是,基因少就不长寿吗?也有人认为,与女人相比,男人更易于酗酒、打架、脾气暴躁,且承担更多繁重的体力劳动,所以寿命短。

笔者认为,也不妨换位思考。从进化的角度考虑,女人比男人承担了更多孕育孩子的责任,为了保证人类种族顺利繁衍生息,女人需要更长的寿命。这种更长寿命的密码,也许就隐藏在女人独特的身体结构和生理功能中。

不同物种的正常寿命

物种	成长期	正常寿命
蜉蝣	—	朝生暮死
小白鼠	—	3 年
猫	1.5 年	8 年
狗	2 年	10～15 年
牛	4 年	20～28 年
马	5 年	20～30 年
鸡	—	30 年
骆驼	8 年	40 年
信天翁（大型海鸟）	—	50～60 年
乌鸦	—	70 年
鳄鱼	—	100 年
鹦鹉	—	117 年
鸱鹰	—	100～120 年
人	20～25	120～150 年
鲤鱼	—	150 年
海龟	—	175 年（有的龟类可活 300 年）
象	—	150～200 年
梭鱼	—	230～250 年
狗鱼	—	267 年
鲸	—	300～400 年
明（蛤蜊类动物）	—	507 年
松树	—	1 000 年以上
深海海绵	—	11 000 年
玛士撒拉小虫（一种细菌）	—	2.6 亿年

人和动物正常寿命

美国微生物学家列奥那多·海夫利克（Leonard Hayflick）曾在《实验细胞研究》（*Experimental Cell Research*）杂志发表文章，报道进行体外细胞培养分裂实验，发现人胚胎肺成纤维细胞只能分裂大约 50 次，之后便出现畸形、停止分裂、死亡现象。而且，从胚胎期算起，人体大部分细胞都是大约分裂 50 次后开始停止分裂、死亡。这一现象称为"海夫利克极限"。

若是从 20 岁人的肺中，取出成纤维细胞，进行体外培养，仅分裂大约 20 次便会出现死亡。马丁（Martin）用人皮肤成纤维细胞做实验，验证了海夫利克的实验结论，同时利用统计学分析还发现，细胞供者的年龄每增长 1 岁，分裂次数就减少大约 0.2 次。体外培养的细胞，分裂周期可通过改变温度等手段进行缩短或延长，但是总的分裂次数不会改变。譬如，把细胞在液氮（−196℃）中冷冻后，细胞分裂暂时停止，但解冻后，细胞又继续分裂，直到完成冷冻前该完成的分裂次数。这些实验研究表明，每种细胞的分裂次数都有不可逾越的鸿沟，反映了正常细胞都要经历一个衰老过程。

人细胞平均每 2.4 年分裂一次，据此推测，人的正常寿命为 120 岁。也有人认为，人的正常寿命为 120 ～ 150 岁，可能是综合考虑了体外实验因素误差、人体整体环境等因素。

科学家研究发现，体外培养细胞的分裂次数、分裂周期与细胞供体人或动物的正常寿命具有相关性。细胞分裂次数越多，细胞分裂间隔时间越长，动物的正常寿命越长；相反，细胞分裂次数越少，细胞分裂间隔时间越短，动物的正常寿命越短。

细胞分裂次数与供体正常寿命

供体	细胞分裂次数	分裂周期	正常寿命
小白鼠	12 次	3 个月	3 年
鸡	25 次	1 年 2 个月	30 年
人	约 50 次	约 2 年 5 个月	120 岁
一种海龟	72 ~ 114 次	—	175 年

干细胞抗衰老

灯塔水母"永生"秘密

有一种小型热带海洋动物叫灯塔水母（*Turritopsis nutricula*），直径仅 4 ~ 5 毫米，通体透明，呈钟形，像灯塔，故而得名。这种动物的神奇之处在于，能够通过无性生殖"永生"。在灯塔水母生活史中，可以通过两种方式繁殖，一种是有性生殖，另一种是无性生殖，称为世代交替。

实验发现，当改变灯塔水母的生存环境后，如饥饿、水温突然升高或降低、盐度降低、机械损伤等，灯塔水母便会从水母型向水螅型转化，即从成长型或成熟型的水母返老还童回到幼年型的水螅，重新开始生长发育，而且这种生活方式理论上可以无限进行下去。这样，灯塔水母似乎可以长生不老。

不过，只要仔细研究就不难发现，灯塔水母并不是真正的长生不老。因为当灯塔水母转化为水螅型，它的生命就已经结束，由水螅型繁殖的一群灯塔水母已不是原来的灯塔水母，而是它的后代。譬如成熟的小麦植株,死了后散落在地里的种子,可以长出一群新小麦植株。或者像家里养的芦荟、虎皮兰,从根部可以长出一些新植株,尽管新老植株通过一条根连在一起,但新植株是下一代,而不是老植株本身,就像子宫里胎儿通过脐带和母亲连在一起一样。

所以,灯塔水母"永生"是以讹传讹,它是有寿命的。当它转化为水螅型进行无性繁殖时,它的生命就已经结束了,开始下一代生活了。只是死后进行了繁殖,宛若凤凰涅槃。

> 灯塔水母作为低等动物,在生存竞争激烈的热带海洋中,处于食物链末端,往往成为被捕食对象,从这个角度讲,也很难做到"永生"。

人体衰老始于自身干细胞

人体有 200 多种细胞,组成了不同的组织、器官、系统,完成各种生命活动,成为一个有机整体。细胞利用分裂增殖、发育分化增加细胞数量,完成各项生理功能,通过衰老、凋亡、死亡退出生命活动舞台。

人体内细胞数量总是处于不断变化中。在生理状态下,当新生细胞数量长期明显超过减少细胞数量时,就表现出生长现象,如少年儿童;当新生细胞数量和减少细胞数量长期维持动态平衡时,就表现出生长停止现象,如成年人;当新生细胞数量长期明显低于减少细胞数量时,就表现出衰老现象,如老年人。衰老始于新生细胞数量明显减少,同时死亡细胞数量明显增多,这种决定性变化取决于干细胞。

人体内干细胞数量尽管非常少,但是在生命活动中起着关键作用。

一方面,干细胞通过不断增殖分化,替换衰老死亡的细胞或者修复损伤的组织器官,实现人体生长发育,维持组织器官正常生理功能;另一方面,干细胞通过分泌各种细胞因子(包括生长因子、转化生长因子、肿瘤坏死因子、干扰素、白介素、集落刺激因子、趋化因子等),促进功能障碍和损伤的组织器官修复,调节细胞的发育分化和生命活动,维持组织器官的正常生理功能。

干细胞是人体内的种子细胞,能够分化发育为其他类型的细胞。如果干细胞数量不足或是功能出现障碍,人体衰老死亡的细胞得不到补充,损伤或有功能障碍的组织器官得不到修复,就会出现衰老现象。譬如,一只大约 2 岁的老鼠,已是老年,此时体内的干细胞大部分已经消失。有人研究发现,人从 25 岁开始,体内的干细胞数量开始减少。也有研究报道,人从出生(0 岁)后,每隔 10 年(0 ~ 10 岁、11 ~ 20 岁、21 ~ 30 岁、31 ~ 40 岁、41 ~ 50 岁、51 ~ 60 岁、60 岁以上),体内干细胞数量呈现指数下降趋势,也就是说 10 岁以前干细胞数量最多。尽管研究数据不完全相同,但干细胞数量随着衰老逐渐减少却是一致的。

生殖细胞、生殖干细胞与衰老

人体内细胞根据含有的染色体套数,分为单倍体细胞(1n)和二倍体细胞(2n)。单倍体细胞包括精细胞(精子)和卵细胞(卵子),精细胞含有来自父亲的一套染色体,卵细胞含有来自母亲的一套染色体。精子和卵子受精后形成的受精卵称为合子,含有两套染色体,一套来自父亲,一套来自母亲。合子经多次卵裂和复杂的胚胎发育后形成胎儿,最终诞出母体。精子和卵子是生殖细胞,都是单倍体,通过减数分裂产生。

与生殖细胞相对应,人体内其他细胞是体细胞,都是二倍体,通过有丝分裂产生。

精子来源于精原细胞,1个精原细胞通过减数分裂产生4个精子;卵子来源于卵原细胞,1个卵原细胞通过减数分裂产生4个卵子。精原细胞、卵原细胞都是二倍体,可以通过有丝分裂产生精原细胞、卵原细胞,这与普通体细胞相同。但与普通体细胞不同的是,精原细胞、卵原细胞还可以通过减数分裂产生精子和卵子。

男性睾丸和女性卵巢称为生殖腺,是人类的生殖器官,具有产生生殖细胞和分泌性激素功能。科学家研究发现,人类成体生殖腺中存在生殖干细胞,主要包括精原干细胞、极小胚胎样干细胞、卵巢干细胞、卵巢表皮细胞等。生殖干细胞,既具有干细胞特性,又具有诱导分化为精子和卵子功能,是人体内十分重要的干细胞。

在女性胚胎发育早期,生殖干细胞由卵黄囊迁移到原始性腺部位,形成卵巢。这些生殖干细胞来源于生殖脊的原始生殖细胞。青春期前,卵巢发育缓慢,生殖干细胞仅发育至原始卵母细胞状态。青春期后,每个月经周期都会排卵,生殖干细胞历经卵母细胞的一系列发育分化,最终形成成熟卵泡。然而,当女性进入老年期后,卵巢功能会发生衰退,出现绝经现象,这是由于生殖干细胞数量减少、生殖细胞衰老导致。过去医学界认为,女性卵母细胞仅在胎儿期产生,出生后卵母细胞数量每年不仅不增加反而减少。但是,卵巢中生殖干细胞的发现,有望改变这一现状,通过生殖干细胞技术延缓女性生殖器官衰老进程。

在日常生活中,不难发现"女性显老但寿命长,男性显年轻但寿命短"。女性一旦到了更年期、出现绝经现象,就不能生育了,除非人工干预,如试管婴儿技术。但是,男性往往能够超常发挥。有些男性已经大大超过了一般女性的绝经年龄,但依然有生育能力,让太多人觉得不可思议。说明,男性的生殖细胞更不容易衰老。

在男性中,从青春期到老年能持续产生生殖干细胞和精子,即使90多岁的老人也不例外,六十多岁、七十多岁能生孩子也就不奇怪了。当然,这并不是说老年人生殖干细胞、精子的数量和质量能与年轻人相媲美,也并不是说六十多岁、七十多岁的男性都能生育,因为能否生育还与个人的身体健康状况有关。只是,生殖干细胞、生殖细胞的衰老速度比人体内其他一些细胞要慢得多。

更重要的是,有个未解之谜,当年老的精子和年轻的卵子结合,就会出现一种消除衰老的机制,这种机制是胚胎发育特有的,目前科学家还了解得不多。也不用太为老夫少妻生下的孩子的健康担心。孩子是在年轻母亲体内孕育,更多的基因来自母亲,因为精子几乎没有细胞质,线粒体基因来自母亲。

干细胞重编程、克隆与人类长生不老

人体生长发育是体内基因组里不同基因按照一定程序在时间和空间上顺序表达的结果,这个"程序"就是包含全部生命活动控制指令的遗传信息。生命活动控制指令以遗传密码形式储存在细胞内。当然,未感染细胞的病毒、类病毒等生命形式是例外,这些遗传密码就像电报一样具有一定的编码规则。迄今已被揭示的遗传密码储存在遗传物质——脱氧核糖核酸(DNA)和核糖核酸(RNA)中,以碱基排列顺序形式存在,或者说,核酸中碱基排列顺序就是生物学上传统的遗传密码。

但有证据表明,遗传密码可能还有其他存在形式,譬如组成多糖的单糖的排列顺序、组成蛋白质的氨基酸的排列顺序等。在物理学上,接收、发射无线电波的装置叫天线。在生物学上,借用这一名词,把细胞膜上的多糖分子称为天线分子。多糖分子在细胞 - 细胞以及细胞 - 环境的相互联系中,具有信号识别功能,而这种信号识别的秘密可能就隐藏在不同单糖的排列顺序中。朊病毒不含核酸,仅由蛋白质组成,生命活动的控制指令只能储存在蛋白质中。实际上,仅有核酸并不能完成生命活动。生命活动需要在细胞中,由众多生物大分子以及有机、无机小分子共同完成。这些数量庞大的分子,包括糖类、脂类、蛋白质、核酸、维生素、氨基酸、核苷酸、水、无机盐等,是构成细胞的物质基础。复杂的生命活动难以用单一遗传机制进行解释。

计算机程序对于计算机完成各项任务至关重要。跟计算机程序一样,生命活动的控制指令或遗传密码,控制着人类的生、老、病、死。改变细胞的生命活动控制指令,即细胞重编程,可以延缓细胞衰老。这已被许多实验研究证实。

人的红细胞在体内负责运输氧气和二氧化碳。为了适应这一生理功能,装载更多的氧气和二氧化碳,人和哺乳动物成熟红细胞的细胞核退化消失。但是,鸟类、两栖类、鱼类等动物的红细胞都有细胞核。中国著名生物学家童第周教授曾做过一个实验,将黑斑蛙红细胞的细胞核移植到了去核的黑斑蛙卵细胞中。发现,原本不活跃、不分裂、代谢微弱的红细胞,当细胞核移植到卵细胞质中后,变得活跃起来,移核卵还发育成了蝌蚪。这种克隆蝌蚪是原版蝌蚪的复制品,长得几乎一模一样。

1996 年 7 月 5 日,世界第一只成年体细胞克隆羊"多莉"(Dolly,根据美国著名乡村音乐家 Dolly Parton 命名)在英国爱丁堡罗斯林研究所出世,曾经轰动一时。它是把 6 岁芬多席特母羊乳腺细胞核移植到去核的苏格兰黑面羊卵细胞中,这个人工制造的杂合细胞,在试管里发育成胚胎后,再移植到代孕母羊的子宫里继续生长发育,最后产下小绵羊多莉。乳腺细胞本来是已经完成分化发育的成年体细胞,不再具有发育分化能力。但是,当乳腺细胞核移植到去核卵细胞后,卵细胞质诱导乳腺细胞核进行生命活动重编程,有序激活、关闭各种基因表达开关,重启胚胎发育过程。从这个角度讲,乳腺细胞获得了新生。

但是,明星动物克隆羊多莉出现了早衰症状。2003年2月,多莉患上不治之症——严重的进行性肺病,科学家不得不对其实施安乐死。事实上,很多克隆动物都有早衰现象。这可能与来源的体细胞有关。体细胞本来就是已经衰老的细胞,寿命自然不能和生殖细胞相比。

有趣的是,绵羊的正常寿命是12岁左右,多莉仅活了6岁,发育成多莉的乳腺细胞核来自6岁的芬多席特母羊,如果把乳腺细胞本来的年龄算上,多莉的年龄正好是12岁左右,这是绵羊的正常寿命。难道仅仅是巧合? 事实是,克隆的成体细胞年龄会影响克隆动物寿命。克隆成体细胞来源的动物年龄越大,克隆动物的寿命越短。相反,克隆成体细胞来源的动物年龄越小,克隆动物的寿命越长。

动物克隆实际上是细胞重编程。本来已经完成分化发育的体细胞,通过核移植技术激活其发育和多向分化潜能。由于只有干细胞具有多向分化能力,克隆动物的重编程其实就是干细胞重编程。

从理论上讲,通过克隆技术可以实现人类长生不老。当人死亡后,可以提取其体内的干细胞进行克隆,实现原版人的再生。但是,尽管克隆人会和原版人长相一致,思维、行为、情感等能不能克隆还不得而知。目前各国都不允许克隆人,通过克隆技术实现长生不老是违法行为,必须严格禁止。然而,干细胞重编程技术有望用于人类衰老延缓。

干细胞
疾病|衰老|美容

　　人体细胞衰老首先是干细胞衰老,然后才是功能细胞衰老。干细胞是人体所有细胞的源泉,不同种类干细胞的增殖分化能力不同。全能干细胞可分化为亚全能干细胞,亚全能干细胞可分化为多能干细胞,多能干细胞可分化为单能干细胞,单能干细胞可分化为功能细胞。这是人体通常的发育分化方向。通过这种通常不可逆的发育分化方式,人体实现生、老、病、死。各种干细胞在发育分化过程中,多向分化能力(或称"干性")逐渐丧失,表现出衰老现象。功能细胞的自身存活需要干细胞分泌的各种生物活性因子(白介素、干扰素、生长因子、转化生长因子等)滋养,同时功能细胞功能的实现也需要干细胞分泌的各种生物活性因子调节。当干细胞衰老后,一方面,合成和分泌各种生物活性因子的能力下降,必然影响到功能细胞功能的发挥,出现衰老现象;另一方面,衰老干细胞的增殖分化能力减弱,必然影响到损伤的功能细胞修复及衰老死亡的功能细胞更新。干细胞重编程是人类返老还童的奥秘所在。

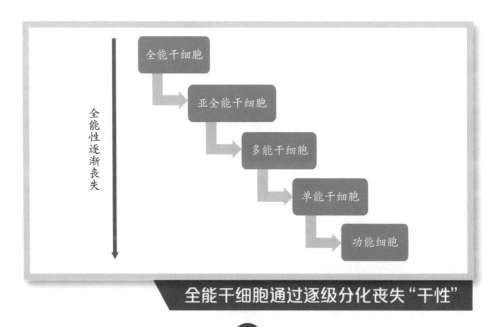

全能干细胞通过逐级分化丧失"干性"

假如能对多能干细胞进行重编程,使其具有更强的多向分化能力,对单能干细胞、功能细胞进行重编程,使其具有多向分化能力,将有益于人体细胞延缓衰老,甚至人体在一定程度上返老还童。

但是,在目前情况下,人为干预干细胞重编程十分困难。

外源输入干细胞尤其是多向分化能力强的干细胞,在技术上更容易操作。当然,输入外源干细胞具有一定病原体感染风险和免疫风险。将自体干细胞进行分离,在体外进行大量扩增,然后回输到体内,也具有抗衰老作用。

干细胞移植抗衰老

人体内干细胞数量减少、功能退化会导致衰老,通过增加体内干细胞数量、提高干细胞质量,会有效地延缓人体衰老进程。

用于临床移植抗衰老的干细胞,主要有自体干细胞和同种异体干细胞。自体干细胞主要来自脂肪、皮肤、骨髓等组织。同种异体干细胞主要来自脐血、脐带、骨髓、胎盘等组织。用于移植的干细胞,在严格无菌条件下,经分离、纯化、扩增后,制成活细胞制剂,局部注射到人体特定部位,或静脉输注到人体。通过局部注射植入的干细胞,经增殖、多向分化后,修复或替代衰老的组织细胞,调节人体免疫功能和炎症反应,改善皮肤质地,使皮肤光滑、饱满、年轻、靓丽。通过静脉输注到人体的干细胞,经增殖、多向分化后,提高功能障碍或损伤的自体组织器官修复再生能力、改善免疫功能、调节炎症反应,使人精神饱满、精力充沛、免疫力增强,不易生病。

大量临床试验研究表明,干细胞移植治疗安全有效。但是,偶尔也会有并发症出现,譬如发热、过敏、腰疼、血压升高等。一般无须治疗,人体可自行恢复。对于并发症严重者,可进行对症治疗。

2016 年 1 月 23 日,中国整形美容协会抗衰老分会,在北京颁布了《医学抗衰老行业规范化指南》,其中包括《干细胞抗衰老技术规范化指南》。在抗衰老治疗时,一定要在有资质的正规医疗机构进行,遵守《干细胞抗衰老技术规范化指南》。患者要充分了解干细胞抗衰老技术的操作流程、治疗效果、并发症和存在的风险,谨防美容医疗机构对干细胞技术夸大宣传。

目前,用于人体移植的干细胞都是来自人体。无论植物干细胞,还是动物干细胞,都不能用于临床移植治疗。但是,某些种类的植物干细胞,如苹果干细胞、雪绒花干细胞、雪莲干细胞、海茴香干细胞、滨海刺芹干细胞等,有些科技公司用于面膜、面霜、精华素等化妆品制备,通过人体外部使用,进行抗衰老、美容。但 2019 年 4 月 30 日,国家药品监督管理局综合司发布通知(药监综妆〔2019〕39 号),开展化妆品"线上净网线下清源"风险排查处置工作,个别公司生产的未经审批的干细胞化妆品从网站和实体店下架,相关网络信息被清理。但是,经过合法审批的干细胞化妆品还是可以销售。干细胞将使古老的化妆品行业焕发青春活力。

长生不老的伦理问题

返老还童的典故,出自晋朝人葛洪撰写的《神仙传》。淮南王刘安,擅长文学,曾奉汉武帝刘彻之命,作《离骚传》。传说,刘安渴望成仙,经常四处打听不老术,寻找不老药。一天,忽然有八位白发银须老翁求见,说是有长生不老术。刘安听说,神仙来了,十分兴奋,匆忙迎见。发现八位老翁,虽然红光满面,精神矍铄,却是白发银须,不免有些失望。心想,都这么老了,不会是骗子吧?他说出了自己心思,便吩咐守门人把他们赶走。怎奈,老翁们先是面面相觑,然后哈哈大笑,说:淮南王是嫌我们老吗?那好,让你看看。话音未落,八位老翁都变成了儿童。

这是神话故事,现实生活中人不可能从老翁忽然变成儿童。当然,由于遗传、环境、医疗、饮食、锻炼、养生等因素,有的人看起来比实际年龄年轻得多,有的人更加长寿,却是事实。

自古以来,人类生、老、病、死,就像春、夏、秋、冬一样,会按时发生,也会必然发生。如果有人长生不老,势必出现许多伦理问题。生、老、病、死是自然规律,地球上的人都要经历。人们应该积极追求健康、长寿、美丽、年轻,提高生活质量,增强幸福感。但是,渴望长生不老,无论是茹毛饮血的原始人,还是医学高度先进的现代人,都不现实,只能徒增烦恼。

干细胞美容

干细胞护肤品

化妆品种类繁多,护肤品是其中重要的一类。干细胞护肤品,顾名思义,就是基于干细胞概念的护肤品,包括膏霜类、乳液类、化妆水类、面膜类等。根据来源,可分为植物干细胞护肤品、动物干细胞护肤品和人干细胞护肤品。动物干细胞护肤品,既不具有植物干细胞护肤品的优势,也不具有人干细胞护肤品的生物亲和性,极少有人愿意开发。目前开发最多的是植物干细胞护肤品和人干细胞护肤品。

人源、动物源干细胞护肤品都有感染外来病原体风险,它们的审批流程和质量标准相对严格。与之相比,植物干细胞护肤品则有许多优势:植物与人亲缘关系远,没有外源病原体感染风险;植物干细胞只是外用,不用注射,使用方便;植物干细胞来源天然,符合人们对自然的追求;植物干细胞来源广泛,价格相对低廉。

植物干细胞护肤品是迄今开发最成功的干细胞护肤品,尤其是瑞士米贝尔(Mibelle)生物化学研究所弗雷德·扎里(Fred Zülli)博士研发的苹果干细胞护肤品。

据报道,从具有 300 多年历史的苹果树 Uttwiler Spatlauber 中提取的植物干细胞,可刺激人表皮干细胞增殖分化。人皮肤中有两种干细胞:一种是表皮干细胞,存在于表皮的基底层,占皮肤细胞的 2% ~ 7%;另一种是真皮干细胞,存在于真皮乳突。体外实验表明,含 0.1% 苹果干细胞的提取物能刺激人类干细胞增殖 80%。健康志愿者涂敷含 2% 苹果干细胞提取物的膏霜,皱纹深度减少了 8% ~ 15%。

多年来,不少国家开发了植物干细胞护肤品。中国科研人员从天山雪莲(*Saussurea involucrata*)中提取植物干细胞成分,研发成功了面膜、精华液等系列护肤品。意大利生物技术研究所,从高山火绒草(又叫雪绒花,*Leontopodium alpinum*)中获取含植物干细胞成分的提取物。该研究所称,该提取物具有强抗氧化活性、抗胶原酶活性、抗透明质酸酶活性,可以保护肌肤中重要大分子降解。法国也研发了干细胞护肤品,有一款干细胞面霜,据称可以"帮助恢复干细胞潜能,使肌肤年轻化"。此外,日本、韩国、俄罗斯、中国台湾等都研发了自己的干细胞护肤品。

一些企业、科研机构、高校都开发了人干细胞护肤品。功能成分主要来源于人干细胞培养液和人干细胞自身提取物。间充质干细胞在生长发育过程中,会向培养液中分泌一些细胞因子,如干细胞生长因子(stem cell growth factor,SCGF)、表皮生长因子(epidermal growth factor,EGF)、成纤维细胞生长因子(fibroblast growth factor,FGF)、类胰岛素样生长因子(insulin-like growth factor,IGF)、转化生长因子(transforming growth factor,TGF)等,这些细胞因子会促进皮肤细胞的生长发育,替换衰老死亡的皮肤细胞,修复皮肤组织损伤,使皮肤年轻化。人干细胞提取物具有多种活性成分,如生长因子(EGF、FGF、SCF 等)、酶(水解酶、活化酶等)、白介素等,具有促进皮肤更新、抗炎症、抗氧化等作用,使皮肤年轻靓丽。有的人干细胞护肤品已经上市。

值得注意的是,绝大部分干细胞护肤品都不含有活性干细胞。因为干细胞存活需要相当苛刻的环境条件,如各种养分、生长因子、溶解氧以及适宜的温度、pH、渗透压等,在生产、运输、储存过程中,要满足这些条件,成本过于高昂,甚至难以实现。目前干细胞护肤品主要还是借助干细胞概念噱头进行商业营销,有的根本不含干细胞成分,只是声称具有促进干细胞再生作用。但是,这并不否认有些品牌的干细胞护肤品,具有促进皮肤干细胞再生、使皮肤年轻的功效。

干细胞制剂与美容

普通药物是通过化学合成,或从动植物体内、人代谢物中(如从尿液中提取尿激酶)分离提取,或利用生物工程(基因工程、细胞工程、酶工程、发酵工程)技术制备,均一性好,稳定性高(生物制品稍差),药物作用机制明确。与之相比,干细胞制剂来自人体组织,均一性差,稳定性低,发挥作用主要通过细胞分泌的生物活性因子(如生长因子、转化生长因子、白介素、集落刺激因子、肿瘤坏死因子等)和细胞分裂增殖、多向分化等进行,作用机制不完全明确。

干细胞制剂是不是药物?

这个答案经历了一个管理模式的转变。2009年5月1日,国家卫生部办公厅发布《首批允许临床应用的第三类医疗技术目录》(卫办医政发〔2009〕84号),其中包含造血干细胞。一些干细胞治疗,在生物技术公司投资推动下,在国内三甲医院普遍开展。凡是用常规治疗手段无效或疗效甚微的疑难疾病,都用干细胞进行治疗。然而,干细胞治疗的火热场面很快被主管部门冷却下来。2011年12月26日,国家卫生部办公厅发布《关于开展干细胞临床研究与应用自查自纠工作的通知》(卫办科教函〔2011〕1177号),紧急叫停了未经卫生部和国家食品药品监督管理局批准的干细胞临床研究和应用活动,并到2012年7月1日前暂停受理任何项目申报。2015年7月20日,国家卫生和计划生育委员会、国家食品药品监督管理总局共同组织制定了《干细胞临床研究管理办法(试行)》,同年7月31日,国家卫生和计划生育委员会、国家食品药品监督管理总局发布《干细胞制剂质量控制及临床前研究指导原则(试行)》。这些政策的发布,标志着中国干细胞治疗研究应用管理模式开始由"第三类医疗技术"向"药物"转变。

干细胞制剂作为一类特殊药物,由于分离、制备、检验、运输、储存等环节技术要求高,难度大,价格昂贵。一袋含千万数量级干细胞的制剂,市场价通常需要几万元,一个疗程下来,花费几十万元很正常。由于这个原因,干细胞美容往往针对的是经济条件好的高端人群,尤其是爱美的中老年女性富裕群体。

用于美容的干细胞制剂,可来源于患者自体骨髓、外周血、脂肪、经血等组织,也可来源于他人的脐带血、脐带、胎盘、骨髓等组织。自体移植具有不会发生外源病原体感染风险,没有免疫排斥反应风险等优势,但是患者要忍受采集干细胞的痛苦,身体会有一定创伤。同种异体移植的优势是干细胞来源相对方便、没有采集干细胞的痛苦等,但是具有发生免疫排斥反应、感染外源病原体等风险。干细胞移植方式,可采用局部皮肤注射,或者静脉输注。至于患者采用何种移植方式、何种来源的干细胞,要综合考虑患者自身情况、医疗机构临床医生意见等进行决定。

对于干细胞制剂美容的效果和副作用,要有充分的认识和心理准备,以免干细胞制剂美容前后,情绪波动过大。

干细胞移植与整形

凹陷畸形、小乳、颜面萎缩、皱纹过多等都是整形外科常见疾病,严重的会影响患者容貌和形象,造成心理负担,不利于身心健康。脂肪移植可以纠正这些畸形,但无论是脂肪注射移植还是脂肪块移植,成活率都不理想。间充质干细胞移植,可以达到较好的治疗效果。用于移植的间充质干细胞,主要有脂肪间充质干细胞、骨髓间充质干细胞、脐带间充质干细胞、羊膜间充质干细胞等,其中自体脂肪间充质干细胞研究应用最多。

临床实践表明,自体脂肪间充质干细胞移植,对一些整形外科疾病,具有明显治疗效果。小乳症患者,经移植治疗后,乳房明显隆起,手感柔软,自然逼真。颈部皱纹过多症患者,经移植治疗后,皱纹明显减少。面部凹陷畸形患者,经移植治疗后,凹陷基本消失。以往,自体脂肪组织填充治疗,虽然可以取得一定修复效果,但容易出现因脂肪填充过量导致的浮肿,患者面部凹凸不平,疗效大打折扣。自体脂间充质干细胞移植治疗的优势是,干细胞可以促进脂肪细胞再生和血管形成,大大提高移植细胞的成活率,使浮肿最小化,疗效更持久。

皮肤覆盖于人体表面,是人体最大的组织器官,具有保护、感觉、体温调节、分泌和排泄、吸收、代谢、呼吸等多种重要功能。人体暴露部位(如面部、颈部、手部)的皮肤,若有瘢痕、皱纹、老化、病变等,更是直接影响容貌。用表皮干细胞局部注射移植,具有较好的治疗效果。表皮干细胞是皮肤特异性干细胞,呈片状分布于成人表皮基底层,能诱导分化为角质细胞、毛发和皮脂腺,对衰老皮肤的更新换代和损伤皮肤的修复再生都具有重要作用。

人皮肤中仅有 1% ~ 10% 是表皮干细胞,且随着年龄增长,表皮干细胞数量不断减少。表皮干细胞增殖能力极强,体外培养时,可分裂 140 次,产生天文数量级(1×10^{40})的子细胞,是皮肤修复再生的理想种子细胞。

胶原蛋白构成了皮肤支架,使皮肤看起来饱满;弹性蛋白使皮肤富有弹性,不容易撕裂。这两种蛋白都是由成纤维细胞分泌产生。随着年龄增长,成纤维细胞数量逐渐减少,分泌的胶原蛋白、弹性蛋白越来越少,皮肤会出现皱纹、变硬。局部注射移植表皮干细胞后,能够增殖分化为成纤维细胞,分泌产生胶原蛋白和弹性蛋白,使皮肤皱纹消失,恢复弹性。同时,植入的表皮干细胞还可以活化衰老的成纤维细胞,恢复分泌胶原蛋白和弹性蛋白能力,达到美容目的。表皮干细胞移植可以治疗面部多种皱纹,如抬头纹、鱼尾纹、嘴角纹等,使患者皮肤重现青春光泽。

应该正确看待干细胞整形美容。干细胞是把双刃剑,用好了是美容,用不好是毁容。不能东施效颦,弄巧成拙。当然,随着干细胞理论和临床研究深入,干细胞技术及产品一定能使人们更加年轻、健康、长寿,男性帅气,女性美丽。让我们期待着这个弥足珍贵的福利到来,希望是在不久的未来。

干细胞护肤品、制剂用于美容、抗衰老的历史较短,产品质量和功能效果良莠不齐。在选择应用时,应该慎重,不能仅凭商家宣传,盲目购买使用,以免造成不必要的经济损失。

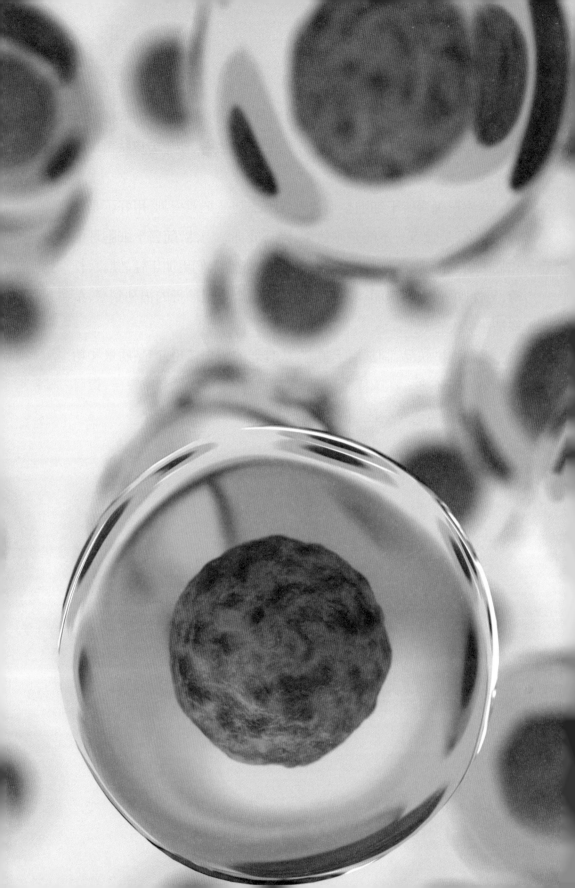

干细胞库

经过一定条件诱导,干细胞可定向分化为多种类型的组织细胞,从而修复功能障碍或再生结构损伤的组织器官,广泛用于临床移植治疗。干细胞治疗的疾病种类繁多,包括白血病、血友病、淋巴瘤、实体瘤、再生障碍性贫血、地中海贫血、脑梗死、急性心肌梗死、阿尔茨海默病、帕金森病、糖尿病及其并发症、克罗恩病并发肛瘘、风湿性关节炎、类风湿关节炎、骨关节炎及关节软骨损伤、肌萎缩性脊髓侧索硬化症、骨及软骨损伤、系统性红斑狼疮、小儿自闭症、小儿脑瘫、肝硬化、肝纤维化、酒精性肝炎、肝功能衰竭、肾功能衰竭、视网膜黄斑变性、口干燥症、烧伤、脊髓损伤、颅脑损伤、肺损伤、肺纤维化、下肢缺血和遗传性缺陷等各种难治性疾病。此外,还用于整形美容、保健(提高免疫力)、抗衰老、组织工程种子细胞、基因治疗靶细胞、科学研究等领域。但干细胞的来源和数量有限,干细胞库可为干细胞研究应用提供稳定的种子细胞来源,并长期保存人类珍贵的遗传种质资源,使生命具有无限延续的可能。

为什么储存干细胞

干细胞库即"生命银行"

　　干细胞库,又称"干细胞银行""生命银行",是大规模采集、制备、储存和提供干细胞的场所和相关信息技术平台。规模大、条件好、综合势力强的干细胞库,也会研发一些新型干细胞技术和产品,以更好地维持干细胞库发展。拥有干细胞库的机构主要是生物技术公司、医院、血站、科研院所等,目前中国大部分干细胞库是由干细胞企业投资运营的。

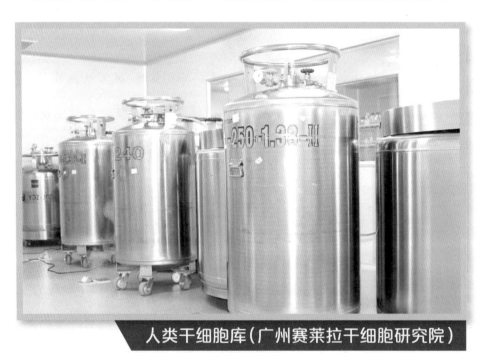

人类干细胞库(广州赛莱拉干细胞研究院)

　　干细胞库是生物样本库的一种类型。生物样本库,又称"生物银行",

是指按照一定流程和标准,收集、处理、储存和应用健康及疾病生物体的生物大分子、细胞、组织和器官等样本的场所,以及与这些生物样本相关的信息技术平台。生物样本库,可分为分子库、细胞库、组织库、器官库。每一种,又分为若干类型,譬如组织库分为血液库、皮肤库、角膜库、软骨库、骨库等。随着生物医学发展,又出现了干细胞库、基因组库等。

干细胞库的运营模式与银行、保险公司有些类似。人们把钱存在银行,银行替客户保管钱,当客户急需时,再把钱从银行取出来。人们把干细胞存在干细胞库,干细胞库替客户保管干细胞,当客户需要时,再把干细胞从干细胞库取出来。不同之处是,在银行存钱有利息,在干细胞库存干细胞不仅没有利息,还要缴纳一定的保管费。从这一点讲,干细胞库的运营模式又与保险公司类似。买保险要交钱,但出险时,保险公司要赔付,买的就是一份保障。去干细胞库存干细胞也是这样。当生病需要干细胞时,可以从干细胞库取走存储的干细胞,买的就是一份保障。储存的干细胞,可能用得上,也可能用不上。当然,如果自己用不上,也可以转让给需要的人用。

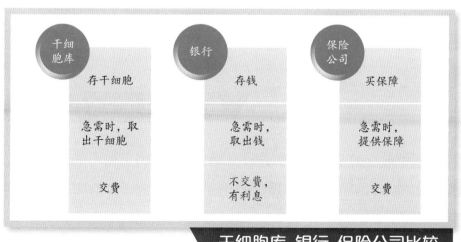

干细胞库、银行、保险公司比较

干细胞库类型

为便于不同干细胞储存、应用和管理,干细胞库分为多种类型。

根据干细胞提供方式和应用对象,分为公共干细胞库,简称"公共库";自体干细胞库,简称"自体库"。自体干细胞库又称"私有干细胞库",简称"私有库";相应地,公共干细胞库又称"公有干细胞库",简称"公有库"。公共库储存的是他人捐赠的干细胞,以满足需要移植但自体干细胞没有保存的患者的需求;自体库则是储存自身干细胞,以备自己或亲属生病时使用。这是最常用的干细胞库分类方法。

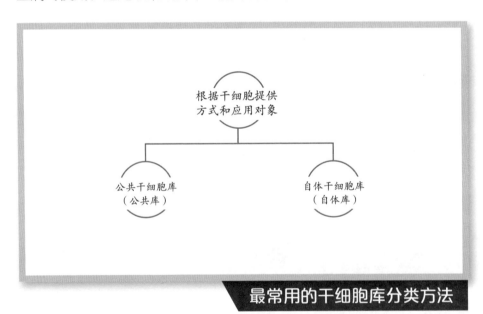

最常用的干细胞库分类方法

根据储存的干细胞种类,分为胚胎干细胞库;造血干细胞库;间充质干细胞库;诱导多能干细胞(iPS 细胞)库;神经干细胞库;肌肉干细胞库;表皮干细胞库;毛囊干细胞库;牙髓干细胞库;生殖干细胞库等,其中造血干细胞库、间充质干细胞库,数量最多。

根据储存的干细胞来源,分为骨髓库;脂肪干细胞库;肌肉干细胞库;神经干细胞库;表皮干细胞库;脐血库;脐带干细胞库;胎盘干细胞库;羊水干细胞库;胚胎干细胞库;牙髓干细胞库;毛囊干细胞库等,其中骨髓库、脐血库、胎盘干细胞库、脐带干细胞库、胚胎干细胞库,最常见。

根据储存的干细胞来源及种类,分为骨髓造血干细胞库;骨髓间充质干细胞库;脐带造血干细胞库;脐带间充质干细胞库;胎盘造血干细胞库;胎盘间充质干细胞库等。

有些干细胞库,历史久,研究应用较为成熟,如骨髓库(造血干细胞捐献者资料库)、脐血库等。还有些干细胞库,处于研究起步或概念刚刚诞生阶段,如羊膜干细胞库、绒毛膜干细胞库、底蜕膜干细胞库、羊水干细胞库等。另有些干细胞库,同时储存多种来源和种类的干细胞,称为综合干细胞库。

绝大多数干细胞库,同时储存多种类型的干细胞,既符合经济原则,又拓展了经营渠道。综合干细胞库,及其信息化、网络化、智能化,是今后干细胞库的发展应用趋势。

干细胞库发展情况

骨髓库

骨髓库,又叫造血干细胞捐献者资料库,保存着志愿捐献造血干细胞者的姓名、年龄、性别、身体健康状况、详细地址、HLA(人类白细胞抗原)基因检查结果等资料,但是,并不保存志愿捐献者的骨髓或造血干细胞。

1994 年,世界骨髓库建立,网址为 https://www.wmda.info 总部位于荷兰莱顿市。世界骨髓库是一个志愿组织,世界各地的骨髓库都可以自愿加入,目的在于消除跨国查询、捐献和移植障碍,让各国骨髓库交流、讨论,共同发展。截至 2018 年 2 月 21 日,共有 53 个国家和地区参与这一公共卫生机构,包括中国、美国、俄罗斯、意大利、日本、德国、印度、法国、加拿大、新加坡、泰国、南非、瑞典、瑞士、希腊、澳大利亚、比利时、以色列等。

世界上最早建立的骨髓库是美国国家骨髓库(National Marrow Donor Program,NMDP)网址为 https://bethematch.org,隶属于美国红十字会,也是当前世界上最大的骨髓库。NMDP 于 1986 年建立,总部位于明尼苏达州明尼阿波利斯市圣保罗都会区,迄今有约 1 600 万志愿捐献者的信息资料,捐献方式有骨髓捐献、外周血造血干细胞捐献、脐血捐献等。截至 2016 年 9 月,NMDP 已在世界范围内进行了约 8 万例造血干细胞移植。

中华骨髓库,隶属中国红十字会,全称为中国造血干细胞捐献者资料库(China Marrow Donor Program,CMDP),前身是 1992 年经卫生部批准建立的"中国非血缘关系骨髓移植供者资料检索库"。2001 年,中国红十字会重启建设资料库工作,同年 12 月,中央机构编制委员会办公室批准成立中国造血干细胞捐献者资料库管理中心,统一管理和规范开展造血干细胞志愿捐献者的宣传、组织、动员,HLA 分型,为重症血液病患者检索配型相合的造血干细胞捐献者并提供移植相关服务等。中华骨髓库在全国共有 31 家省级管理中心(不含港澳台),与国内 30

家 HLA 组织配型实验室、6 家 HLA 高分辨分型确认实验室、1 家 HLA 质量控制实验室、7 家脐血库及 120 余家移植/采集医院共同为造血干细胞志愿捐献者、捐献者、血液病患者提供服务。

截至 2020 年 5 月 31 日，中华骨髓库官网（http://www.cmdp.org.cn/）显示，入库志愿者数据已达 2 811 741 人份，捐献造血干细胞 9 700 例，87 303 位患者申请查询。

脐带血造血干细胞库

脐带血造血干细胞库，简称"脐血库"，是国家卫生健康委员会批准的特殊血站，专门保存新生儿脐带血或从脐带血中提取的造血干细胞，为需要移植的患者提供造血干细胞配型查询和造血干细胞资源。

在国际上，脐血库称为"脐血银行"。美国是世界上最早建设脐血库的国家，1993 年鲁宾斯坦（Rubinstein）在纽约血液中心建立了全球第一个公共脐血库。美国有 32 家自体脐血库和 31 家公共脐血库，每年储存约 50 万份脐血，约占新生儿的 2.6%。欧洲建设的脐血库数量最多，有 50 家公共脐血库和 29 家自体脐血库。

中国脐血库建设始于 1998 年，2002 年 9 月 28 日北京市脐血库和上海市脐血库首批通过国家卫生部执业验收。迄今由国家卫生健康委员会（原卫生部）批准设置的脐血库仅有 7 家，包括北京市脐血库、天津市脐血库、上海市脐血库、广东省脐血库、四川省脐血库、山东省脐血库、浙江省脐血库。

根据 2015 年 12 月 31 日国家卫生和计划生育委员会下发的《关于延长脐带血造血干细胞库规划设置时间的通知》（国卫医发〔2015〕99

号），到 2020 年将不再新增脐带血造血干细胞库，筹建国家脐带血造血干细胞库。目前批准设置的 7 家脐血库公共库存储能力能够满足临床需求。

截至 2013 年，全球共完成 3 万例脐带血造血干细胞移植治疗。在世界范围内，公共脐血库约储存 80 万份脐血，自体脐血库约储存 500 万份脐血。

间充质干细胞库

间充质干细胞（MSC）来源于中胚层，因能分化为间质组织而得名，属于成体干细胞的一种类型。MSC 可向多种中胚层和神经外胚层来源的组织细胞分化，如分化为成骨细胞、软骨细胞、脂肪细胞、肌腱细胞、平滑肌细胞、骨髓基质细胞、成纤维细胞及多种血管内皮细胞，甚至神经系统的神经元和神经胶质细胞等，是一种具有广泛应用前景的多能干细胞。

间充质干细胞库储存的是各种间充质干细胞，包括骨髓来源的骨髓间充质干细胞；脂肪来源的脂肪间充质干细胞；脐带来源的脐带间充质干细胞；胎盘来源的羊膜间充质干细胞、绒毛膜间充质干细胞、底蜕膜间充质干细胞；羊膜来源的羊膜间充质干细胞；羊水来源的羊水间充质干细胞；乳牙牙髓来源的牙髓间充质干细胞等。

一根脐带，可制备相当于 5 000 毫升骨髓来源的间充质干细胞，具有建库优势。2006 年 4 月，在滨海新区，天津市建立了国内首个脐带间充质干细胞库，储存量达上万份，已建立了标准化的干细胞分离、检测、培养、扩增和保存的配套工艺技术和质量控制体系，制订出国内首个脐带间充质干细胞企业技术标准，并通过了 ISO9001:2008 质量管理体系。山东省人类脐带间充质干细胞库,是 2009 年由青岛大学附属医院和青岛奥克生物公司共同筹建,专业从事人类脐带、胎盘间充质干细胞采集、检测、保存的机构,也是通过国际质量管理体系 ISO9001 认证的脐带间充质干细胞库。2011 年,库舒玛·库珀(Khushnuma Cooper)报道了一种脐带间充质干细胞的建库方法,认为脐带间充质干细胞具有广泛的临床应用前景。

2015 年,四川省间充质干细胞库获得国际 AABB 认证,即美国血库协会(American Association of Blood Banks,AABB),这是世界公认的血库及输血业务标准和规范的认证机构。浙江省间充质干细胞库于 2017 年 7 月启动 AABB 认证。

目前,专职的间充质干细胞库较少,大多是在综合干细胞库中设置间充质干细胞库,还有的脐血库也开展了间充质干细胞储存服务。

胚胎干细胞库

人胚胎干细胞(human embryonic stem cell,hESC)有能力分化成人体任何组织。科学家希望把 hESC 培育成为可移植的人体组织,治疗癌症、糖尿病、脊椎损伤和其他疾病。hESC 具有巨大的基础研究和临床应用价值,是人类发育机制研究、临床药物筛选的理想模型,为干细胞移植治疗疾病提供丰富的细胞来源。

2004 年,全球首个胚胎干细胞库在英国开业,英国国家生物标准和控制研究所负责运营,储存从胚胎、胎儿和成体组织中获得的各种干细胞系,向英国和海外科学家开放。

美国、西班牙也拥有国家胚胎干细胞库。许多大学实验室、研究中心建立了小型胚胎干细胞库。美国有商业性胚胎干细胞库,为进行体外受精的夫妇提供胚胎干细胞储存服务。

诱导多能干细胞库

诱导多能干细胞(iPS 细胞)是由一些多能遗传基因(*Oct3/4*、*Sox2*、*c-Myc*、*Klf4*,或 *Oct4*、*Sox2*、*Nanog*、*LIN28*)导入分化完成的皮肤细胞等成体细胞制备而成。使普通体细胞"初始化",具备干细胞功能。iPS 细胞是日本京都大学科学家山中伸弥(Shinya Yamanaka)首先研制成功,在日本研究较多,建立了诱导多能干细胞库。iPS 细胞已经用于一些疑难疾病的临床试验研究,譬如用于老年性视网膜黄斑变性治疗,取得了明显的治疗效果。

其他干细胞库

主要有胎盘干细胞库、乳牙牙髓干细胞库等。

新生儿胎盘中含有丰富的干细胞,包括羊膜间充质干细胞、绒毛膜间充质干细胞、底蜕膜间充质干细胞、胎盘造血干细胞等。从胎盘中提取干细胞,材料来源方便,操作简单,无伦理争议。2008 年 11 月,宁夏医科大学附属医院建立了"人类胎盘干细胞库",这是中国按照临床应用标准建立的第一个人类胎盘干细胞库,也是世界上第一个可临床应用的公共胎盘干细胞库。2011 年 5 月,河南省与国家干细胞工程技术研究中心共同搭建的"河南省干细胞研究中心"暨"河南省胎盘干细胞库"挂牌成立。

儿童脱落的乳牙含有丰富的牙髓干细胞,可方便地储存起来,用于建设乳牙牙髓干细胞库(又称"乳牙银行""牙齿银行")。目前,在挪威、美国、日本、英国、泰国、中国台湾等国家和地区,都建立了乳牙牙髓干细胞库。

综合干细胞库

大规模分类采集、处理、检验、储存多种干细胞的场所和平台,称为综合干细胞库,分为自体库和公共库。

综合干细胞库是造血干细胞库、间充质干细胞库、胎盘干细胞库、胚胎干细胞库、诱导多能干细胞库等的集合,可以采集、储存多种类型的干细胞,满足临床、科研多方面需求。一些大型综合干细胞库还在各地设置分库,拓展业务渠道。

干细胞库运营情况

干细胞库有多种类型,其中造血干细胞库和间充质干细胞库的研究应用较为成熟。脐带血造血干细胞库有国家统一的设置管理规范,但间充质干细胞库没有,某些企业和地方政府制定了自己的设置管理规范和标准。目前国外已有多种造血干细胞和间充质干细胞药物被批准临床应用,治疗复杂性克罗恩病并发肛瘘、儿童移植物抗宿主病、急性心肌梗死、血栓闭塞性动脉炎、遗传性或获得性造血系统疾病、退行性关节炎及膝关节软骨损伤等重大疾病。

干细胞库布局

2001年1月10日,国家卫生部办公厅颁布《脐带血造血干细胞库设置管理规范(试行)》(卫医发〔2001〕10号)。脐带血造血干细胞库的建筑和设施应符合:①建筑选址应保证周围无污染源。②建筑设施应符合国家有关规定,总体结构与装修要符合抗震、消防、安全、合理、坚固的要求。③布局合理,建筑面积应达到至少能够储存一万份脐带血的空间;并具有脐带血处理洁净室、深低温冻存室、组织配型室、细菌检测室、病毒检测室、造血干/祖细胞检测室、流式细胞仪室、档案资料室、收/发血室、消毒室等专业房间。④业务工作区域应与行政区域分开。⑤业务工作区域内,污染区域应与非污染区域分开。⑥必须具有完备畅通的上下水、电力(包括应急供电设备)、通讯和完善的消防安全系统。⑦污水、污物处理及废气排放设施,应符合国家有关环境保护法律、法规的规定。

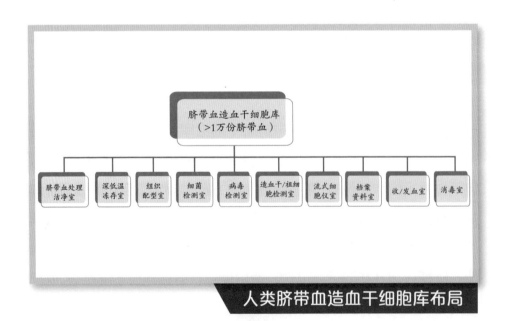

人类脐带血造血干细胞库布局

		样本接收区
人类间充质干细胞库	实验区	样本预处理区
		干细胞培养区
		干细胞操作区
		干细胞冻存区
		人类间充质干细胞库（种子细胞库、临床级细胞制剂库）
		医疗废弃物处理区
	办公区	

人类间充质干细胞库的功能区域

2015年2月6日，深圳市市场监督管理局发布《人类间充质干细胞库建设与管理规范》（SZDB/Z 126—2015）。人类间充质干细胞库的建筑和设施应满足：①符合人类间充质干细胞实验室要求，即干细胞制备过程无菌、无病毒、无生物化学物质、无尘、无噪音等污染，垃圾场旁、医院废弃物旁、道路旁、闹市中等地方不能建设。②符合干细胞长期低温保存要求，即不能频繁更换干细胞保存场所，将要拆迁的建筑、易发生自然灾害（包括洪水、地震、泥石流、海啸、火山爆发等）的地方不能建设。③建设设计符合 GB 19489—2008 规定；功能区域应至少包括样本接收区、样本预处理区、干细胞培养区、干细胞操作区、干细胞冻存区、人类间充质干细胞库（可分别设置种子细胞库和临床级细胞制剂库）、医疗废弃物处理区等区域，每个区域应表示洁净和风险级别。④办公区与实验区应有墙壁物理隔开，工作人员由安全通道进入实验区；办公区和实验区的通风系统独立分开，确保办公区空气质量不受实验区影响。⑤应由具有实验室建设资质的工程公司建设；所用工人为上岗员工，不得随意更换；建设所用材料应符合要求，达到防强酸、防强碱、防震等效果；建设完成后，各功能区域洁净级别应由专业检测人员进行检测并出具合格证明。人类间充质干细胞库的设计要符合GMP（药品质量管理规范）和ISO 9001质量管理体系的要求。

干细胞库设施

根据《脐带血造血干细胞库设置管理规范（试行）》（卫医发〔2001〕10号），脐带血造血干细胞库的设置需要符合国家规划和布局要求，除具备设置一般血站基本条件外，还需要具备：①具有基本的血液学研究基础和造血干细胞研究能力。②具有符合储存不低于1万份脐带血的高清洁度的空间和冷冻设备的设计规划。③具有血细胞生物学、HLA（人类白细胞抗原）配型、相关病原体检测、遗传学和冷冻生物学、专供脐带血处理等符合GMP（药物生产质量管理规范）、GLP（药物非临床研究质量管理规范）标准的实验室、资料保存室。④具有流式细胞仪、程控降温仪、PCR（聚合酶链式反应）仪和细胞冷冻及相关检测及计算机网络管理等仪器设备。⑤具有独立开展实验血液学、免疫学、造血干细胞培养、检测、HLA配型、病原体检测、冷冻生物学、管理、质量控制和监测、仪器操作、资料保管和共享等方面的技术、管理和服务人员。⑥具有安全可靠的脐带血来源保证。⑦具备多渠道筹集建设资金运转经费的能力。

建设脐带血造血干细胞需要的仪器设备主要包括：①计算机、网络服务器等电脑网络设备。②造血干/祖细胞培养、检测、组织配型、病原体检测、冷冻保存、质量管理控制和检测需要的仪器设备。③程控降温仪、液氮储存罐、液氮储存箱等冻存设备。④脐带血采集专用器材。⑤高压消毒设备。⑥计量器具必须有检定合格证明。

根据《人类间充质干细胞库建设与管理规范》(SZDB/Z 126—2015)，建设脐带间充质干细胞库需要的设施和仪器设备包括：①通风系统应符合 GB/T 18883 规定，气流从洁净空间向污染空间流动，最大程度减少室内空气回流和涡流。②空调系统应符合 GB 19489—2008 规定，有足够温度、湿度控制能力，实验室各区域温度、湿度应控制在规定范围内。③照明系统应符合 GB 19489—2008 规定，干细胞库及实验室核心工作区的照度不低于 350 勒克斯，其他区域不低于 200 勒克斯。④干细胞库实验室供电系统符合 GB 50052 和 GB 19489—2008 规定，应急照明不少于 30 分钟，需要安装后备电池或与后备发电机相连，并符合 GB 7000.2 规定。⑤安全设施符合 GB 19489—2008 规定，包括门禁、监控、报警和危险处理系统。⑥干细胞库实验室的仪器主要有监控系统、计算机网络系统、液氮罐及其控制系统、编码及读码设备、程控降温仪、PCR 仪、流式细胞仪、细胞培养箱、倒置显微镜、超净工作台、生物安全柜、冻存管、台式离心机、水浴锅、酶标仪、高压消毒锅等，要求设施和设备齐全、干净、通风，维持在规定的温度和湿度范围内。

干细胞库管理

干细胞库正式运行前，需要向卫生行政主管部门申请检查验收，经验收合格后才允许开业。1999 年 5 月 26 日，卫生部颁布《脐带血造血干细胞库管理办法》(试行)(卫科教发〔1999〕第 247 号)。脐带血造血干细胞库开展业务,必须经执业验收和注册登记,领取《脐带血造血干细胞库执业许可证》。

脐带血造血干细胞库实行主任负责制,主任应具有医学高级职称。可设置副主任,应具有临床医学或生物学中、高级职称。脐带血的采集、制备、保存、发放应符合 2002 年 8 月 29 日国家卫生部发布《脐带血造血干细胞库技术规范》(卫办医发〔2002〕80 号)的要求。脐带血造血干细胞库必须具备各种完善的工作制度,譬如脐带血供者的隐私保密制度、检测出的输血传播的病源微生物登记制度、脐带血的报废制度等。这些管理制度可以保证脐带血造血干细胞库的安全运行。

人类脐带间充质干细胞库	机构	伦理委员会 科学委员会 生物安全委员会
	干细胞库建设	场地选择及房屋建设 办公区、实验室区装修 设施、设备、仪器安装调试 人员配备
	伦理	签订知情同意书 保护志愿捐献者或干细胞供体、患者或干细胞受体个人隐私
	操作规范	样本采集 干细胞分离、培养扩增、换液、传代、冻存、入库 复苏、出库
	管理	人员管理 办公室、实验室安全 实验室设施、设备、仪器定期检查维修及保养 物料、耗材、样本管理 质量和信息化管理

人类脐带间充质干细胞库操作方案

人类间充质干细胞的采集、储存、运输和研究应用涉及伦理、科学和生物安全等问题。人类间充质干细胞库需要设置专门的伦理委员会、科学委员会、生物安全委员会等机构来审查处理这些问题。制定人员管理(人员培训与考核、人员出入制度、人员健康管理、供者健康管理等)、实验室安全管理(消防安全、压力容器安全、化学用品安全、液氮安全、生物安全、安全标识等)、物料仪器管理(物料采购、物料标识、物料库存、物料使用、仪器设备维护、仪器设备使用、仪器设备维修等)、样本管理、质量管理(质量体系文件管理、质量手册、管理性文件、标准操作文件、相关记录、质量控制、质量检验、质量保证、质量风险管理等)、信息化管理(样本追踪、样本编码、信息安全等)等一系列规章制度,以保证干细胞库的安全运行。

干细胞采集

2006 年 7 月 7 日,卫生部发布《非血缘造血干细胞采集技术管理规范》(卫医发〔2006〕253 号),对参与采集的医疗机构、采集人员、采集技术等提出了具体要求。医疗机构要求三级甲等医院或血液专科医院,有核准登记的血液内科专业诊疗科目,保证造血干细胞来源合法。

采集条件:①采集室,有 $20m^2$ 以上造血干细胞采集工作区、相应采集设备(床、椅等);②动员剂注射室;③能为捐献者提供常规体检服务;④应急处理区,有相应的抢救设备,进行急症处理;⑤资料保存和传输设备;⑥临床实验室,有流式细胞仪检测 $CD34^+$ 细胞(即造血干细胞),能够进行有核细胞计数,有质量控制和质量评价措施。

采集部位:浅静脉,必要时采集深静脉。

外周血动员剂用量:每天每千克体重 5 微克粒细胞集落刺激因子(G-CSF),连续用药 4～6 天。

采集方式:细胞分离机采集。

采集量:每人每次采集造血干细胞悬液 50～200 毫升,采集次数不超过 2 次,每次循环处理血量不多于 15 000 毫升。当 CD34$^+$ 细胞数达到 2×10^6/ 千克或有核细胞数达到 5×10^8/ 千克时,不再采集。

《人类间充质干细胞库建设与管理规范》(SZDB/Z 126—2015)提出了 10 种间充质干细胞样本采集方法,包括新生儿脐带、新生儿脐带血、新生儿胎盘、人类脂肪、人类牙髓、人类骨髓、人类子宫内膜、人类羊水、人类母乳、人类滑膜来源的间充质干细胞。譬如,新生儿脐带间充质干细胞样本的采集方法为待胎儿娩出后,用含 75% 酒精的纱布擦拭脐带;截取至少 15 厘米无针孔的脐带组织,两端用手术线结扎;放入保存液中,标示清楚,置于无菌采集袋中。人类间充质干细胞的采集场所要达到相应洁净度,保证无菌采集。牙齿、经血等样本要注意个人卫生。羊水、脐带、脐带血、胎盘、骨髓液等样本的采集场所要达到 II 级一般洁净手术室要求。脂肪组织、滑膜组织、子宫内膜组织等样本的采集场所要达到 III 级普通洁净手术室要求。

干细胞制剂质量

2015 年 7 月 31 日,国家卫生和计划生育委员会办公厅、食品药品监督管理总局办公厅联合发布了《干细胞制剂质量控制及临床前研究指导原则(试行)》(国卫办科教发〔2015〕46 号),对干细胞采集、分离,干细胞"系"建立以及干细胞制剂的制备、检验、质量研究等进行了严格规范。

异体干细胞临床研究应用的供者,必须经检验筛选后证明无艾滋病毒(HIV)、乙型肝炎病毒(HBV)、丙型肝炎病毒(HCV)、人类嗜 T 细胞病毒(HTLV)、EB 病毒(EBV)、巨细胞病毒(CMV)等人源性病毒和梅毒螺旋体感染。采集供者一般信息(姓名、性别、年龄、民族、健康状况等)、既往病史(无严重传染性疾病)和家族病史(肿瘤、心血管疾病、地中海贫血、血友病等单基因和多基因遗传病的详细信息)等相关临床资料。

必要时,收集供者的 ABO 血型、HLA-Ⅰ类和 HLA-Ⅱ类人类白细胞抗原分型资料,供追溯性查询。使用体外受精术产生的多余胚胎建立人类胚胎干细胞系时,必须能追溯精子和卵子的供体,并接受筛选、检测。禁止使用既往病史中患有严重传染性疾病和家族病史中有明确遗传性疾病的供者作为异体干细胞来源。自体干细胞临床研究应用的供者,根据干细胞制剂特性、来源的组织或器官、临床适应证等,可对供体的质量要求、筛查标准和项目进行适当调整。

在干细胞制剂制备过程中,为减少不同批次细胞在研究应用过程中的变异性,可对同一批特定代次的细胞建立多级细胞库,如主细胞库和工作细胞库。细胞库中的细胞要有明确的细胞鉴别特征,无外源微生物污染。

人类干细胞制剂质量	干细胞供者	**异体干细胞供者** 身体健康:无 HIV、HBV、HCV、HTLV、EBV、CMV、梅毒螺旋体感染;既往病史无严重传染性疾病;家族病史无遗传性疾病等
		自体干细胞供者 根据干细胞制剂特性、来源的组织或器官、临床适应证等,对供体的质量要求、筛查标准和项目进行适当调整
	制剂制备	药品生产质量管理规范 (good manufacturing practices,GMP)
		标准操作程序 (standard operation procedure,SOP)
	质量检验	细胞质量 安全性 有效性
	质量研究	安全性 有效性 稳定性

干细胞制剂质量控制

为保证干细胞制剂的质量,在干细胞采集、分离、纯化、扩增、细胞系建立、细胞储存及运输等环节需要遵守《药品生产质量管理规范》(GMP)和制备工艺及每一过程的标准操作程序(SOP)。在严格控制干细胞制剂质量基础上,为确保干细胞治疗的安全性和有效性,对每批干细胞制剂都要进行全面的细胞质量、安全性和有效性检验。细胞质量检验包括细胞鉴别、存活率和生长活性、纯度和均一性、无菌试验和支原体检测、细胞内外源致病因子检测、内毒素和培养基及添加剂残留(激素、血清、蛋白质等)检测、异常免疫学反应、致瘤性、生物学效力试验、培养基及其他添加成分残余量的检测等。随着干细胞认识发展和技术进步,检验标准要相应更新。在质量检验基础上,进行放行检验和质量复核。干细胞制剂的质量复核由专业细胞检验机构(实验室)组织实施,并出具检测报告。

在满足干细胞制剂质量检验要求基础上,在临床前、临床应用各阶段进行干细胞制剂安全性、有效性、稳定性等方面研究。这些研究内容,包括细胞生长活性和状态、生物学效应、毒性、致瘤性和促瘤性、异常免疫学反应、非预期分化、稳定性、有效期等。通过一系列研究,确保干细胞制剂质量。

宝贵的遗传种质资源库

干细胞与人类基因组

人体内的细胞,除生殖细胞(精子、卵子等)外,都是体细胞。干细胞是一种特殊类型的体细胞。人体内 200 多种细胞大多数是已经完成分化的成熟体细胞,如红细胞、脂肪细胞、成纤维细胞、骨细胞、软骨细胞、心肌细胞、肝细胞、神经细胞、神经胶质细胞等。这些细胞,一方面参与构成组织器官,具有结构作用,另一方面执行特定生理功能,具有功能作用。干细胞是没有完成分化或具有多向分化潜能的幼稚体细胞。

与成熟体细胞一样,干细胞含有发育为完整个体(男性或女性)的全部遗传信息。目前,成熟体细胞克隆,需要借助核移植技术,将成熟体细胞核转入去核卵母细胞中进行激活,通过细胞内基因重编程,重启胚胎发育过程。但是,胚胎干细胞(全能干细胞)就不需要借助卵母细胞质激活,如繁育良种家畜常用的胚胎分割技术,通过早期胚胎分割等技术,一个胚胎可以繁育出多头家畜。细胞,尤其是全能性的胚胎干细胞,是一种优良的遗传种质资源,在理论上能够再生完整个体。动物干细胞,可以通过胚胎工程,快速繁育良种家畜;人类干细胞,有望用于人工辅助生殖,治疗不孕不育症。

人体的奥秘及生命密码,储存在包括干细胞在内的体细胞基因组里。人类基因组,含有约 30 亿个 DNA 碱基对,虽然在细胞内人的肉眼看不见,但展开后约有 1.02 米。1985 年,美国科学家提出一个重大生命工程——"人类基因组计划",1990 年正式启动,堪与"曼哈顿原子弹计划"和"阿波罗登月计划"相媲美,轰动全球。最初估计,人类基因组约有 6 万~ 10 万个基因。然而,随着人类基因组计划的完成以及后续研究的深入,这个数字不断缩水,最终确定人类基因组仅有 2 万~ 3 万个基因,这个"家底"少得连科学家都感到意外。作为地球上主宰万物的人类,基因组里的基因数量竟与"家鼠""阿拉伯草(拟南芥)"差不多。这事听起来着实让人惭愧,人类难以接受。

人类基因组包含体细胞核内全部染色体。男性基因组由 22 对常染色体、1 条 X 染色体和 1 条 Y 染色体组成；女性基因组由 22 对常染色体、1 对 X 染色体组成。除了染色体，很可能，高级智慧的人类，还有其他不为人知的生命密码，需要科学家们深入探索。

克隆动物的性别可以预先确定，譬如，在动物克隆中，细胞核来源的动物性别就是克隆动物的性别。克隆羊多莉，克隆时的细胞核来自芬兰多塞特绵羊，是母羊，多莉就是母羊。多莉没有父亲，但有三个母亲，即基因母亲（芬兰多塞特白面绵羊）、线粒体母亲（苏格兰黑面羊 A）和生育母亲（苏格兰黑面羊 B）。成年后，多莉与威尔士山羊交配，先后生下 6 只小羊羔。然而，人类克隆被世界各国严格禁止，克隆人是违法行为。

> 干细胞是具有旺盛增殖分化能力的未成熟体细胞，包含着人类基因组内全部遗传信息。

干细胞库与人类遗传种质资源

干细胞可在液氮（-196℃）中长期保存。在干细胞库里，大量保存干细胞，用的就是液氮。干细胞不仅可以修复功能障碍的组织器官，还可以再生损伤的组织器官，是生命的种子。干细胞库是生命种子的仓库，储存着大量生命种子。

可以参照末日种子库，建立人类种质资源库。为了全球粮食安全，人类在北极建立了末日种子库——"世界末日种子库（种子方舟）"。末日种子库位于挪威斯瓦尔巴群岛的山洞（78°14′09″N 15°29′29″E）中，花费911万美元，2008年1月投入使用，约1亿粒世界各地的主要农作物种子样本被储存在 −18℃的地窖中。小麦、大麦、豌豆等种子可保存1 000年，高粱种子可保存1.95万年。即使未来地球上所有作物遭遇灭顶之灾，也可以利用末日种子库中的种子，再生所有作物，供人类食用。或者，当未来地球资源耗尽，环境不再适合人类生存，地球人可以携带末日种子库中的种子，移民外太空中的其他星球定居。

就像在粮食种子库里储存作物良种，收集了各种人类干细胞的干细胞库是人类珍贵的遗传种质资源库，对于疾病防治、个体化用药以及研究人类胚胎发育、遗传变异、人类进化等都具有重要意义。甚至在全球性灾难发生时，干细胞库里冻存的全能干细胞有助于保存人类物种。

那种收集了不同民族基因的干细胞库更是弥足珍贵的，有助于保护人类遗传基因多样性，更好地治疗人类疾病，是一种全球性战略资源。

干细胞库存在问题及解决策略

存在问题

干细胞库是最近二十多年逐渐兴起来的平台性卫生机构，是国家重要的战略性遗传种质资源。但是，由于发展历史短，研究应用不够深入，干细胞库还存在许多亟待解决的问题。

数量和布局不合理

目前中国共批准了7家脐带血造血干细胞库，分布在北京市、天津市、上海市、山东省、四川省、广东省、浙江省。大多集中在沿海地区，北京虽然不是沿海城市，但是距离天津较近。广大内陆和偏远地区仅有四川1家。绝大部分省份和自治区没有设置脐带血造血干细胞库，像黑龙江、内蒙古自治区、新疆维吾尔自治区、西藏自治区、青海、宁夏回族自治区、云南、贵州等，存储脐带血造血干细胞很不方便。虽然，他们可以到已批准的7家干细胞库存储干细胞，但是往返路费及食宿成本太高，若存储发生纠纷，维权成本太高。这些问题会让潜在客户望而却步。沿海地区由于交通发达，脐带造血干细胞库设置相对较多，导致存储业务量不足。

除脐带血造血干细胞库外，其他干细胞库（胚胎干细胞库、间充质干细胞库、诱导多能干细胞库等）的设置国家没有统一规定。稍有实力的干细胞公司就在异地设置分公司或分库，存在重复建设现象，造成一定程度的资源浪费。当然，也与地方政府的盲目招商，实施土地、科技、人才等优惠政策有一定关系。

由于干细胞存储和移植治疗的发展历史较短，社会上还有很多人不了解、不认可，甚至持有怀疑态度，再加上干细胞治疗费用昂贵，导致有的干细胞库储存业务量不足。一些干细胞库，尽管库容量很大，但是实际储存细胞样本量不多，长期处于亏损状态。

盈利性经营

干细胞库分公共库和自体库，公共库为社会公众提供服务，自体库为储户个人提供服务。

尽管公共库应该具有公益性质，但目前在国内，无论是公共库还是自体库，都主要由企业投资建设和运营，少数公司会与大型医疗机构（主要是三级甲等医院）合作。有的干细胞库虽然挂着省级干细胞库、红十字会干细胞库的牌子,看起来像是属于政府或公益机构,但实际也是由私人公司建设和运营的。公司之所以热衷于干细胞库业务,主要是看好干细胞市场的前景和高额利润。

公司投资干细胞库的弊端:①急于收回投资成本,没有长远经营建设计划;②为了盈利,打政策擦边球,甚至违规操作;③为了抢占市场,盲目扩张建设;④在开展业务时,经常无序竞争;⑤公司经营难以保证公共库的公益性质。这些缺陷,不利于干细胞库的长期稳定发展和干细胞战略资源保护。

管理规范和技术标准不完善

干细胞库种类很多,但是目前国家卫生主管部门仅对脐带血造血干细胞库颁布了一些法规、规范,譬如《脐带血造血干细胞库管理办法(试行)》《脐带血造血干细胞库设置管理规范》《脐带血造血干细胞库技术规范》《非血缘造血干细胞采集技术管理规范》等,缺乏针对其他类型干细胞库(胚胎干细胞库、间充质干细胞库、诱导多能干细胞库等)的管理法规和规范。

胚胎干细胞、间充质干细胞、诱导多能干细胞,与脐带血造血干细胞在许多方面具有根本不同,譬如细胞增殖分化特性、归巢能力、生物学效应、治疗疾病谱等,需要制定针对性的法规和规范进行管理。当然,一些干细胞企业、行业协会和地方政府,制定了自己的间充质干细胞库管理规范和技术标准,但仍有许多缺陷和不足,需要进行完善和统一。

采集、储存、运输存在风险

干细胞采集、储存、运输的各个环节都存在一定自然或技术风险。在干细胞采集过程中,由于样本损毁、污染、失活或活性不足以及提取方法等因素,导致干细胞样本提取失败,无法进行存储。在长期储存过程中,由于储存设备故障、操作失误、频繁存取、自然灾害(如火灾、地震和洪水)等因素,造成干细胞样本丢失、损毁、污染、失活或活性不足,存储失败。干细胞样本在运输过程中,由于人为或非人为因素,致使干细胞样本丢失、损毁、失活或活性不足,无法使用。当然,通常情况下,这些风险发生的可能性很低,尤其是自然灾害导致的风险。

产品、服务价格昂贵

干细胞制剂制备、检验鉴定、储存、运输等环节所需设备昂贵、技术难度大、标准要求高;不像传统中药、西药,稳定性好,可常温储存,干细胞制剂容易失活,需要在液氮(−196℃)中储存,成本高;干细胞来源相对有限,数量少;干细胞扩增困难,无限扩增会导致基因突变积累,增加安全风险。这些因素决定了干细胞产品和服务价格昂贵。

一支千万数量级的临床级人类干细胞制剂通常为数万元。干细胞临床治疗的价格一般为几十万元至上百万元。一般患者或家庭往往望而却步,很难消费得起。以往开展干细胞临床应用是按三类医疗技术管理,成本相对较低,今后干细胞临床应用(脐带血造血干细胞等除外)按药物管理,由于临床研究和新药申报费用昂贵,预计今后临床级干细胞制剂(药物)的价格会更高。

用不上储存的干细胞的风险

合同到期,储户却没有用上在干细胞库储存的干细胞,也不想继续储存了,相关费用打了水漂。这种情况,在干细胞库储存业务中并不少见。因为若从一出生就储存干细胞,经过一二十年储存,真正患病需要自身干细胞移植的储户很少,绝大多数储户可能用不上。就像每年买车险,但真正出事故用上车险的还只是极少数。

通常储存脐带血造血干细胞的目的是治疗白血病。一份储存的脐带血,仅能供一个 8 岁以内、体重不足 30 千克的孩子临床移植治疗使用,储存时间最好在 8 年以内。脐带血自体移植成功的案例极少,主要是用于异体移植,但异体移植需要配型。由于脐带血储存数量相对较少,配型成功十分不易。再加上中国白血病发病率本来就比欧美国家低,储存脐带血自用的可能性就更小,成年后则根本用不上。

通常情况下,造血干细胞治疗剂量是每千克体重 1×10^6 个细胞(患者体重),单份脐带血中的造血干细胞数量远远达不到这个标准,无法满足成人患者需要。

信息技术管理系统不够完善

每个干细胞库都有自己研发或购买的软件,用于储户、干细胞样本、实验室仪器设备等信息管理,但是绝大多数干细胞库的信息系统尚不完善。

笔者经多年调查研究后认为,一个完善的干细胞库信息管理系统,应是兼有内部信息技术管理与外部信息技术交流的综合性网络信息平台,即包括一个内网和一个外网,两个网络在物理上应被隔断或是安装有专业可靠的防火墙软件,以确保干细胞库自身信息不会泄露。内网功能是储存、处理内部干细胞库业务信息及生产自动化、智能化,提高干细胞储存效率,保证干细胞储存质量;外网功能是提取、处理外部干细胞库和其他相关生物医学信息,优化内部干细胞库资源配置,提高效率,保证质量。

由于信息管理系统不完善,导致一些类型的干细胞库在某些地区重复设置,资源浪费严重。目前干细胞临床研究应用历史较短,许多人对干细胞库缺乏正确认识,没有干细胞储存意向。多家干细胞库抢夺有限的客户资源,造成所有干细胞库业务量都不饱和,有的甚至因为业务量太少,长期处于亏损状态,濒临倒闭。

干细胞库在中国发展历史较短,人们对干细胞储存业务的种种风险还认识不足。少数干细胞公司,为了追求商业利润,进行夸大宣传。

储户应该多掌握一些干细胞相关知识,根据自身和家庭情况,决定储存何种类型的干细胞以及储存年限,满足自身以及家人健康需要。

解决策略

针对干细胞库应用发展中存在的问题,提出以下解决方案。

平衡设置及多类型发展

脐带血造血干细胞可以治疗白血病、再生障碍性贫血、地中海贫血等血液系统疾病,同时也是重要的遗传种质资源,脐带血造血干细胞库,应该每个省至少设置1个。具体数量和规模应根据人口总量、经济发展水平、交通状况等因素综合确定。可设置在人口密度大、交通便利、经济水平高的直辖市、省会城市、计划单列市以及有条件的地级市。这样便于不同地区不同民族脐带血造血干细胞的分类收集、储存、应用、研究和管理,防止跨省收集容易出现样本混乱和丢失。

与脐带血造血干细胞相比,间充质干细胞治疗的疾病谱更广,临床应用前景和市场前景更好。直辖市、计划单列市、省会城市以及经济发达、人口密度大的地级市应该至少设置1个大型综合间充质干细胞库,用于储存不同种类的间充质干细胞,包括脐带间充质干细胞、脂肪间充质干细胞、骨髓间充质干细胞等。另外,根据条件设置数量不等的小型干细胞库,用于储存特定类型的干细胞,如神经干细胞、肌肉干细胞、乳牙牙髓干细胞、毛囊干细胞、羊膜干细胞、羊水干细胞、经血干细胞等。

　　大型间充质干细胞库,可以同时储存胚胎干细胞、诱导多能干细胞,从而升级为综合干细胞库。不单独储存胚胎干细胞、诱导多能干细胞的好处是由于这些类型的干细胞应用存在伦理、安全等因素,距离临床应用相对较远。但是,这些类型的干细胞具有重要的科研价值和潜在临床应用前景,应该按照人类珍稀遗传种质资源进行储备。

建立公私兼有的经营体制

　　公共干细胞库,涉及全民健康,具有公益性质,同时又是一种珍稀的人类遗传种质资源,可由政府投资经营或控股经营。私有干细胞库,可由企业投资经营,但需要接受政府卫生主管部门监督管理。这样可以保证干细胞库长期稳定经营,同时有利于保护人种特异性基因,防止轻易流失到海外。

　　大型综合干细胞库,可由国家级、省级、地市级政府主导经营,或由政府委托本级行政区内有条件的三级甲等医院进行经营。小型综合干细胞库或特定类型的干细胞库,可由公司直接经营,或公司与三级甲等医院联合经营。

　　利用公私兼有的多种经营方式,有益于提高干细胞库经营效率,充分发挥各种干细胞的临床治疗价值。

完善管理规范和技术标准

　　目前国家卫生主管部门,针对脐带血造血干细胞库,制定了一些法规和规范,尚需要借鉴国外脐带血造血干细胞库相关技术标准和管理规范,以及国内脐带血造血干细胞库运营的经验教训、行业协会制定的干细胞库技术标准和管理规范,制定国家级的脐带血造血干细胞库技术标准和管理规范。

　　具有重要临床应用价值的间充质干细胞库,还没有国家级的技术标准和管理规范,倒是一些企业、地方政府、行业协会制定了自己的技术标准和管理规范。可以综合这些技术标准和管理规范,参照国外干细胞库最新相关资料,研究和制定国家级的间充质干细胞库技术标准和管理规范。

胚胎干细胞库、诱导多能干细胞库、神经干细胞库以及综合干细胞库等的技术标准和管理规范,可在参照造血干细胞库和间充质干细胞库技术标准和管理规范基础上进行制定。

各种干细胞库的技术标准和管理规范制定后,还要根据干细胞技术研究应用进展、临床医学发展和干细胞库运营中出现的具体问题,定期进行修订完善,以保证干细胞库高效高质量运行。

防范采集、储存、运输各环节风险

采取多种措施,综合防范干细胞在采集、储存、运输各环节可能遇到的风险。第一,应事先告知储户干细胞在采集、储存、运输各环节可能遇到的风险,把相关内容写入知情同意书中,只有储户了解知情同意书并签字后,才能进行干细胞采集等一系列工作。第二,在干细胞采集、储存、运输各环节,一定要严格按照操作流程和技术规范进行操作,妥善处理遇到的问题,确保干细胞质量。第三,在干细胞采集、储存、运输各环节,一定要有应急预案,万一某一环节遇到问题,采用备选方案。最大限度地减少各环节风险,保证干细胞库质量。

降低产品和服务价格

干细胞产品和服务属于新兴朝阳产业,相关业务公司先期投入巨大,具有或多或少的资金回收压力。再加上,干细胞行业合法营收项目不多。国内最大的干细胞营收项目——干细胞移植治疗,近年来已由按照"第三类医疗技术"管理转变为按照"药物"管理,不仅前期临床试验研究投入巨大,而且临床试验研究周期漫长,至少需要数年时间,这无疑变相增加了企业成本。在其他干细胞产品开发不够成熟的情况下,干细胞储存是干细胞企业重要合法收入来源之一。有鉴于此,干细胞产品和技术服务价格在短期内降下来不现实。

但是,可以通过在不同地区合理设置一定数量的干细胞库,使干细胞库之间形成适当竞争,有利于降低干细胞产品和服务价格。通过实现干细胞库的信息化和自动化运营,充分提高干细胞库的运营效率,减少劳动力成本,也可在一定程度上降低干细胞产品和服务价格。

建立保险和转让制度

"储存了干细胞,最终却用不上"是干细胞库业务量不足的重要原因之一。解决了这一问题,有利于提升干细胞储存量,增加干细胞库营业收入。

可通过两种策略减少这种风险。第一,建立干细胞保险制度。干细胞库通过与保险公司合作,可对"储存了干细胞,最终却用不上"的储户进行适当赔偿,提高人们储存干细胞的积极性。第二,建立干细胞转让制度。对于"储存了干细胞,最终却用不上"的储户,合同到期后,干细胞库代储户进行转让。通过储户获得转让费,提高储户储存干细胞积极性。

完善信息技术管理系统

信息化、自动化是现代企业的发展趋势,干细胞库也不例外。通过建立和完善干细胞库信息技术管理系统,一方面,可以提高干细胞库内部生产和管理效率,确保储存的干细胞质量。另一方面,可以找到更多的目标客户,增加干细胞库业务量。这些结果,都可以降低干细胞业务成本,提高干细胞库运行效率。

完善干细胞库信息技术管理系统，即建立一个干细胞库信息技术平台，包括内网系统和外网系统，或包括硬件系统和软件系统。建设一个自动化和信息化兼备的内网系统，有助于提高干细胞生产效率，保证干细胞质量，降低业务成本。同时建设一个基于"云管理""大数据"理念的外网系统，有助于优化和整合客户、专家、技术等资源，增加干细胞库业务量，提高营收能力。干细胞库信息技术平台的硬件，包括计算机、服务器、路由器、企业内部局域网、国际互联网、云盘、终端（如笔记本、iPad 和手机）等，软件包括平台管理系统（分内部管理系统和外部管理系统）、云计算等。

未来前景

干细胞是神奇的大自然赐予人类的珍贵遗传种质资源。各种不同类型的人类干细胞在临床医学、药学、胚胎学、发育生物学、细胞学、遗传学、细胞工程及生物技术等领域具有重要的应用价值。

干细胞可用于白血病、多发性骨髓瘤、脑梗死、肺纤维化、肝硬化、糖尿病、系统性红斑狼疮、肌萎缩脊髓侧索硬化、脑萎缩、帕金森病、阿尔茨海默病、骨关节炎及关节软骨损伤、风湿性关节炎、实体瘤（如前列腺癌、肾癌和结肠癌）等传统治疗方法效果不理想或无效的重大疑难疾病以及抗衰老和增强机体免疫力。

新药筛选模型，即在体外环境下，诱导干细胞发育形成特定组织器官模型，或同时制作特定病理模型，对各种新药的药效、毒性等进行测试，做出安全性和有效性评价。

胚胎发育模型，即利用干细胞的多向分化特性和胚胎干细胞的全能性,在体内外进行胚胎发育研究。

基因表达调控模型,即干细胞在发育分化过程中,伴随着各种基因在时间和空间上的顺序表达。但是何种基因在何时何地表达则与内外环境条件有关,科学家并没有搞清楚。

干细胞种类和功能的多样性,决定了收集、储存、供应干细胞的干细胞库,具有重要应用前景。

人类干细胞库的主要功能是为临床治疗和生物医学研究提供质量合格、来源合法的干细胞,同时保存人类宝贵的遗传种质资源。现在国内有多种干细胞新药正在注册临床试验,预计几年后将有数种干细胞新药上市。由于具有干细胞采集、临床应用的先天优势,届时三级甲等医院将普遍建设自己的干细胞库。在中国,地市级一般拥有多家三级甲等医院,有些经济发达、人口多的县市级也拥有三级甲等医院。将来,干细胞库会在全国遍地开花,干细胞移植会成为常规临床治疗手段。

尽管目前国内干细胞库数量不多,分布也不均衡,但是中国是世界人口大国,有 56 个民族,14 亿多人口(截至 2018 年末,中国大陆人口总数为 13 亿 9 538 万,香港人口总数为 743 万,澳门人口总数为 66 万,台湾人口总数为 2 358 万),对干细胞潜在需求量巨大。预计今后干细胞库数量会逐渐增多,不仅出现各级各类干细胞库(如国家级综合干细胞库、省市级综合干细胞库、地市级综合干细胞库、国家级造血干细胞库、省市级间充质干细胞库、地市级乳牙牙髓干细胞库等),干细胞储存量也会越来越大。通过持续市场竞争,干细胞库布局将趋于合理。同时,由于中国少数民族众多,不同民族之间具有种族基因差异,也会建立和发展不同民族的干细胞库,用于特定民族遗传种质资源保存和特异性疾病治疗。

　　未来,随着干细胞在临床上广泛应用,人类健康水平会显著提高,寿命也会相应地逐渐延长。

干细胞临床应用的风险及其控制

任何临床治疗都具有风险，干细胞治疗也不例外。不同临床治疗的风险区别只是大小而已，不会不存在。干细胞临床治疗的风险可来自伦理、干细胞制剂质量、干细胞安全性及有效性、移植技术、患者、国家政策等方方面面。通过不断控制这些风险，干细胞临床应用前景会越来越好。未来会出现一批干细胞医院，在一些医院及大街小巷也会出现干细胞药房。

干细胞临床应用有哪些风险

干细胞临床应用的风险主要包括以下几个方面。

伦理

目前用于临床移植治疗的干细胞,主要有成体干细胞、胚胎干细胞和诱导多能干细胞(iPS 细胞),其中成体干细胞包括自体或异体的胎儿或成人不同分化组织,以及发育相伴随组织(脐带、羊膜、胎盘等)来源的造血干细胞、间充质干细胞、各种类型的祖细胞或前体细胞等。在这些干细胞中,主要是人类胚胎干细胞存在伦理争议。

争议的焦点是,人类胚胎干细胞来源、研究、临床应用等问题。

人类胚胎干细胞有多种来源途径,包括自然或自愿选择流产的胎儿细胞、体细胞核移植技术所获得的囊胚和单性分裂囊胚、体外受精时多余的配子或囊胚、自愿捐献的生殖细胞等。

何种来源的胚胎干细胞可以在研究时应用,目前世界各国并不一致。奥地利、波兰、爱尔兰等国家,禁止所有胚胎及胚胎干细胞研究。德国、意大利等国家,禁止胚胎研究,但允许使用现存胚胎干细胞株进行研究。日本、加拿大、法国、荷兰、巴西等国家,允许利用生殖用剩余胚胎进行研究。印度、韩国、澳大利亚、瑞典、以色列等国家,允许利用生殖用剩余胚胎、体细胞核移植制备胚胎进行研究。英国、新加坡等国家,允许生殖用剩余胚胎、体细胞核移植制备胚胎和体外授精制备胚胎进行研究。根据中华人民共和国科学技术部、卫生部 2003 年 12 月 24 日印发的《人胚胎干细胞研究伦理指导原则》(国科发生字〔2003〕460 号),国内用于研究的人类胚胎干细胞只能通过体外受精时多余的配子或囊胚、自然或自愿选择流产的胎儿细胞、体细胞核移植技术所获得的囊胚和单性分裂囊胚、自愿捐献的生殖细胞获得。

获取人类胚胎干细胞会破坏胚胎,这关系到人类胚胎尊严、胚胎生命权、胚胎是否是"人"、何为"人"、破坏胚胎是否是"杀人"等社会、伦理、法律问题。这些问题与不同国家的文化、宗教、民间风俗等有很大关系,没有统一答案。在任何一个国家,研究和应用胚胎干细胞都存在一定伦理风险,需要进行伦理审查。

质量

干细胞制剂质量风险主要来源:①供者。原则上要求干细胞供者无传染性疾病(甲型肝炎、乙型肝炎、艾滋病、EB 病毒感染、人类嗜 T 淋巴细胞病毒感染、梅毒螺旋体感染等)、无遗传性疾病(染色体或基因缺陷)以及无其他影响干细胞质量的疾病,但是在检验检测过程中,由于仪器设备、试剂、检测分析方法及检测员操作等主客观因素影响,偶尔可能发生病原体、遗传缺陷检测不出、漏检或者缺乏某种病原体或遗传缺陷检测手段。②制备过程。干细胞制剂,应该在无菌条件下,严格按照《药品生产质量管理规范》进行生产,但是也难免在干细胞分离、纯化、培养、扩增、传代、分装、储存等某个环节偶尔出现操作失误,导致干细胞制剂混有外源蛋白、内毒素、支原体等。③储存和运输过程。由于在干细胞储存、运输过程中操作不规范,导致死亡率增加或活性下降。④检验和鉴定过程。由于主客观原因，偶尔出现漏检、假阴性。⑤复核。不认真复核或不按标准操作流程进行复核，偶尔会造成质量风险。

在干细胞采集、制备、储存、运输、检验鉴定、复核等各个环节都有可能发生质量风险，有些风险是由现有检测鉴定技术手段落后或根本缺乏某些检测鉴定技术手段造成的，目前还无法有效解决，譬如某种未知病原体或罕见隐性遗传病，当然出现这种情况的可能性极低。

安全

造血干细胞可来自骨髓、外周血、脐带血等。自体造血干细胞移植，不会发生免疫排斥反应，安全性高，移植时不需要配型。同种异体造血干细胞移植，可能会发生免疫排斥反应，移植时需要配型。但与骨髓移植相比，异体造血干细胞移植不需要配型成功，半相合移植即可存活。

配型成功是指人类白细胞抗原（HLA）的 10 个位点（A、C、B、DR、DQ 各 1 对，不包括 DP）至少有 8 个吻合，移植后才容易存活。

半相合是指人类白细胞抗原（HLA）的 10 个位点有 5 个吻合，即一半吻合。

造血干细胞移植需要 A、B、DR 三对共 6 个位点中至少 5 个匹配，移植才容易成功。同种异体造血干细胞移植具有一定安全风险。

间充质干细胞免疫原性低，不易发生免疫排斥反应，移植时不需要配型。但间充质干细胞可能存在非预期分化、致瘤性、促瘤性等其他安全问题。

干细胞移植后，随血液等体液在人体内迁移、归巢、增殖、分化，发挥治疗作用。移植的外源干细胞,在靶部位分化为靶细胞是最理想的情况,可以发挥最大治疗作用。但实际情况是,由于干细胞制剂组成成分、移植途径、移植方法等因素,非预期分化并不少见。

非预期分化主要有两种。一种是非靶部位分化,即移植的外源干细胞没有迁移到病灶部位,而是到达其他部位进行发育分化,不管分化结果如何都具有安全隐患。另一种是非靶细胞分化,即移植的外源干细胞没有分化为需要的干细胞,这种情况也存在安全隐患。

间充质干细胞是处于未分化状态的幼稚细胞,在特定环境因素的诱导下,具有一定致瘤倾向,或称致瘤性,尽管目前普遍认为,间充质干细胞"不致瘤"或具有"弱致瘤性"。

促瘤性,即移植的外源间充质干细胞可能会促进已有肿瘤细胞增殖或健康细胞恶性增殖,是间充质干细胞又一个安全隐患,需要引起特别重视。

以前通常报道,绝大多数动物和人类临床试验研究证明,干细胞治疗安全、有效,只是极少数患者在治疗后会出现轻微发热、头痛等轻微症状,过段时间症状会自动消失。

但是,2017年,彼得·马克思(Peter W. Marks)等在国际权威医学期刊《新英格兰医学杂志》(*The New England Journal of Medicine*)报道了3个由干细胞移植治疗引起的重大安全病例,引起了科学家们的警惕。第一个是同种异体干细胞移植治疗脑卒中,引起神经胶质增生性病变,导致截瘫。第二个是自体造血干细胞移植治疗系统性红斑狼疮所致肾衰竭,诱发肿瘤(血管性骨髓增生病变),导致肾切除。第三个是自体脂肪干细胞移植治疗视网膜黄斑变性,导致2人视力恶化,3人失明。

干细胞治疗为什么会出现严重的不良反应?

这还需要对干细胞制剂的制备流程、移植途径和方法、制剂成分和剂量、移植次数和间隔、患者病情等因素进行深入分析和改进。

疗效

干细胞对白血病、糖尿病、克罗恩病、骨关节炎及关节软骨损伤、系统性红斑狼疮、脑梗死、心肌梗死、帕金森病、阿尔茨海默病、多发性骨髓瘤等许多重大疾病都具有明确疗效,且有些疾病,目前国外已有干细胞新药批准上市。但是,干细胞制剂异质性很强,不同组织来源的干细胞、不同年龄同种组织来源的干细胞,治疗效果有时都具有明显差别。不同制剂组成、不同剂量、不同移植途径的干细胞移植,治疗效果有时也具有明显差别。

现有干细胞移植途径主要有静脉滴注、静脉注射、动脉注射、局部注射、微创介入、气管内滴注等。植入患者体内的干细胞,既不能保证全部驻留在靶部位,也不能保证全部分化为靶细胞。有些治疗作用的发挥,是由于干细胞分泌的具有促进机体正常细胞增殖分化、抑制肿瘤细胞生长、调节免疫反应和炎症反应等功能的各种生物活性因子。

笔者利用人羊膜间充质干细胞治疗大鼠糖尿病的实验研究表明,在干细胞植入后,糖尿病大鼠的血糖在不到一天内迅速降下来,达到正常水平,但是植入的外源干细胞极少归巢到胰腺组织,而是在全身许多部位都有分布。随着治疗时间延长,治疗效果出现下降。病理切片证明,患病的胰腺组织并没有得到修复。说明,不是植入的干细胞本身,而是干细胞分泌的细胞因子,发挥了主要治疗作用。

实际上,通过传统方法植入体内的外源干细胞,绝大部分被人体免疫系统排斥掉,通过代谢排出体外。据唐纳德·菲尼(Donald G. Phinney)报道,植入体内的间充质干细胞大部分停留在肝、脾和肺,到达损伤部位的数量不到 1%,并且到达靶组织的间充质干细胞大部分几天后消失,只有少量的间充质干细胞长期停留在损伤部位。这或许可以解释,为什么传统干细胞移植疗效不持久,需要每隔一定时期再次移植干细胞。

少数疾病,干细胞移植治疗效果表现出了矛盾性,如间充质干细胞对实体瘤的治疗。一方面,间充质干细胞表现出对肿瘤生长、转移的促进作用;另一方面,间充质干细胞又表现出对肿瘤生长、转移的抑制作用。目前,后面这个观点似乎占主导地位。研究表明,一些组织来源的间充质干细胞,可通过分泌一些可溶性细胞因子,抑制肿瘤细胞生长。

针对干细胞对有的疾病治疗效果的矛盾性,尚需要深入进行临床试验研究,探索稳定、可靠、有效的治疗方案。

技术

传统干细胞治疗方法,譬如静脉滴注,很难保证植入的大多数干细胞迁移、归巢到血管以外的病灶组织(靶部位),这是由于人体环境过于复杂,干细胞需要迁移的距离又过于遥远,途中干扰因素太多。再譬如肌内注射、皮肤注射、关节内注射、气管内滴入,也难以保证植入的大多数干细胞稳定地驻留在靶部位,因为植入的外源干细胞在靶部位的体液环境中处于游离状态,很难与靶部位组织建立相对牢固联系,再加上机体免疫反应,很容易被排斥掉。即使植入的大多数干细胞归巢到了靶部位,仍然很难保证能够增殖分化为靶部位相应组织细胞,再生或修复病灶组织。这就是传统干细胞治疗技术的缺陷。这种缺陷导致干细胞的巨大治疗潜力无法充分发挥出来。

但是,这种缺陷并不能否认干细胞的治疗作用。因为,第一,植入干细胞会通过分泌多种细胞因子发挥治疗作用。第二,植入干细胞会有一些驻留在靶部位,在靶部位微环境诱导下,增殖分化为相应组织细胞,在一定程度上修复病灶组织,发挥治疗作用。第三,植入干细胞分泌的一些细胞因子会促进靶部位组织细胞增殖分化,进行病灶组织修复。干细胞的治疗效果,取决于多种因素博弈的综合结果。

患者

患者对干细胞治疗效果期望值过高,在实际临床移植治疗过程中,由于治疗手段、方案的局限性,治疗效果没有达到患者预期值,造成医疗纠纷。或者,患者对干细胞治疗寄予厚望,但自身患有不适宜干细胞移植治疗的禁忌证,如全身感染或局部严重感染者、凝血功能障碍者、高度过敏体质或有严重过敏史者、晚期恶性肿瘤尤其是脑肿瘤患者,以及合并心、肺、肝、肾等重要脏器功能障碍者和艾滋病、梅毒、乙肝等血清学检查阳性者等,在就医过程中,患者隐瞒病情又不让医生检查,或者医生知道患者患有相关禁忌证,但为了经济利益违规进行干细胞移植治疗,由此造成医疗纠纷。

政策

2011年12月26日,国家卫生部办公厅发布了《关于开展干细胞临床研究与应用自查自纠工作的通知》，紧急叫停了未经卫生部和国家食品药品监督管理局批准的干细胞临床研究和应用活动。2015 年 7 月，国家卫生和计划生育委员会、国家食品药品监督管理总局相继发布了《干细胞临床研究管理办法（试行）》和《干细胞制剂质量控制及临床前研究指导原则（试行）》。这些政策的出台，标志着中国干细胞治疗研究应用的管理模式发生了根本变化，开始由"第三类医疗技术"管理向"药物"管理模式转变。

但是，在此之前，由于干细胞移植治疗的高额利润，社会上许多企业和个人纷纷投资干细胞移植治疗行业，一些公司和三级甲等医院合作，广泛开展干细胞移植治疗业务。凡是传统治疗手段无效或疗效不佳的疑难杂病，都尝试应用干细胞移植进行治疗，干细胞被称为"万用细胞"，一度被滥用。

新政策实施后，从事干细胞移植治疗的公司业务量急剧下降。有些公司执行国家政策，开始转变业务模式，但也有少数公司，为了经济利益，违规从事干细胞移植治疗。值得注意的是，未经国家批准的任何干细胞移植治疗业务，患者的合法权益均得不到保障。

少数干细胞企业，为了规避国家政策风险，从事胎盘造血干细胞移植治疗业务。目前脐带血造血干细胞库储存的脐带血造血干细胞，可以在临床上用于白血病、再生障碍性贫血、多发性骨髓瘤等重大血液系统疾病治疗，然而迄今为止，全国仅批准设置了 7 家脐带血造血干细胞库。

胎盘造血干细胞库，由于国家还没有出台相关政策，少数企业打起了政策擦边球，与三级甲等医院血液科合作，进行胎盘造血干细胞移植治疗业务。这种情况，一旦发生医疗纠纷，患者利益也是难以保障。

如何控制干细胞临床应用的风险

来源合法且无伦理争议

目前具有临床应用前景的干细胞,主要有成体干细胞、胚胎干细胞、诱导多能干细胞(iPS细胞)等,其中某些种类的成体干细胞,已被一些国家批准临床应用。

成体干细胞,包括自体和异体来源的造血干细胞、间充质干细胞、各种类型的祖细胞或前体细胞等。干细胞采集前,需要询问和记录供者的健康情况、既往病史和家族病史等信息,对供者进行体检检查,确认供者身体健康、没有家族遗传病史和传染性疾病(艾滋病、乙型肝炎、丙型肝炎、梅毒等),然后签订知情同意书,进行干细胞采集。

对于自体干细胞移植患者,检查项目和要求,可根据患者自身病情进行选择。对于异体干细胞移植患者,需要确保用于移植的干细胞来源合法,不能使用来源不明、非健康供者或供者健康信息不明的干细胞。

诱导多能干细胞,直接采集的是成体细胞,然后在符合《药品质量管理规范》标准的实验室里,通过转入外源基因、诱导等手段,制备诱导多能干细胞。用于制备诱导多能干细胞的成体细胞采集,以及胚胎干细胞采集,要求和标准可参照成体干细胞。同样,这两种干细胞的临床应用要求来源合法。

成体干细胞和诱导多能干细胞,没有伦理争议,但胚胎干细胞存在伦理问题。临床试验研究用的人类胚胎干细胞,需要从受精卵发育 14 天前的早期胚胎获取。这样的早期胚胎,由于没有发育出感觉神经,还不是生命意义上的"人",能够避免伦理争议。这就是 20 世纪 70 年代科学家和伦理学家达成的"14 天规则"。

制剂质量合格

干细胞制剂质量,涉及一系列复杂环节,包括干细胞采集、分离、纯化、培养、扩增、传代、冻存、运输,以及检测、检验、鉴定、质量研究、复核等众多步骤。在每一个环节,只要严格按照标准操作流程和技术规范进行操作,制备的干细胞制剂质量就能够达到合格要求,可以临床应用。

影响干细胞制剂质量的因素很多。外部因素主要有微生物污染(细菌、真菌、病毒等,常规检测包括支原体、艾滋病毒、乙型肝炎病毒、丙型肝炎病毒、人类嗜 T 淋巴细胞病毒、梅毒螺旋体等)、内毒素、外源蛋白(来自细胞培养液)等;制剂自身因素主要有细胞染色体或基因缺陷、存活率、活性、多向分化能力(或称干性)、致瘤性、促瘤性、异常免疫学反应等。这些外部和自身因素,关系到干细胞移植治疗的有效性和安全性,在制定和改进干细胞制剂质量标准时,需要着重考虑。

目前干细胞制剂质量标准只是基于现阶段对干细胞认识,还处于初级阶段。随着干细胞技术发展和医学进步,现有操作流程、技术规范和质量标准会不断改进,譬如,能够检测更多传染性病原体和隐性遗传病,排除携带者供体,降低干细胞移植治疗隐患,提高安全性和临床治疗效果。

临床应用安全

在异体干细胞制剂或高代次、经过体外复杂处理、修饰自体干细胞制剂制备完成后，都要进行异常免疫学反应、致瘤性、促瘤性检验，以确保安全性。

异常免疫学反应，通过制剂对人总淋巴细胞增殖影响、不同淋巴细胞亚群增殖影响，或对相关细胞因子分泌影响，进行检测。当干细胞浓度为每毫升20万（2×10^5）时，T淋巴细胞增殖抑制率不低于50%为合格。干细胞致瘤性通过体外致瘤试验，即软琼脂克隆形成试验，进行检测；体内致瘤实验，即免疫缺陷动物接种试验。干细胞促瘤性，可根据干细胞类型和治疗疾病不同设计动物试验，进行检测。在动物试验安全性基础上，进行人体实验研究及应用。

干细胞制剂临床应用影响因素众多，即使动物试验研究证明安全，也不能保证临床完全安全。人体内部环境高度复杂，移植到体内的干细胞在不同因素影响下，既可能表现出抑制肿瘤作用，也可能表现出诱发肿瘤作用或促进肿瘤形成作用。异体或某些自体干细胞制剂在临床应用前，必须经过大量动物试验和临床研究，彻底搞清楚特定干细胞移植到患者体内后的多向分化和治疗作用机制。

由于干细胞移植治疗历史较短，对干细胞移植后在患者体内多向分化和治疗作用机制及其影响因素等研究还不够深入，在临床试验研究中偶尔出现一些失败病例在所难免。随着临床医学进步和干细胞治疗机制研究的不断深入，干细胞临床应用的安全性将进一步提高。

原位移植疗效明确、稳定、持久

目前有的干细胞移植能够治愈某些疾病,如造血干细胞治疗白血病、再生障碍性贫血、地中海贫血等,但是有一些干细胞移植治疗具有明显缺陷,譬如疗效短暂、需要多次移植等。这主要与干细胞种类、制剂配方、移植途径等因素有关。干细胞移植后,不能局限在或迁移聚集到病灶组织,通过诱导分化形成相应组织细胞,从而修复、再生机能障碍或损伤的组织器官,达到治愈疾病的目的,譬如通过间充质干细胞静脉注射途径治疗糖尿病,移植的干细胞极少能够迁移聚集到机能障碍的胰岛组织。再譬如,通过间充质干细胞治疗骨关节炎及关节软骨损伤,单纯的干细胞注射移植后,很难局限在病灶部位,导致再生关节软骨组织能力和治疗效果就会大打折扣。

组织由细胞组成,多种组织又构成器官,在疾病治疗中具有承上启下的关键作用。如果干细胞治疗和组织治疗能够融合起来,就能够克服单纯干细胞治疗的缺陷。譬如,通过组织治疗方法,利用间充质干细胞原位移植治疗骨关节炎及关节软骨损伤。

首先配制一种含间充质干细胞、多种生长因子和温度敏感水凝胶的制剂,然后将这种制剂通过影像辅助手段均匀注射到损伤的关节软骨位置,让里面的干细胞逐渐发育分化,再生软骨组织。这种温度敏感水凝胶在注射前是液态(室温环境下),但当注射到患者体内后很快变为固态,使里面包裹的干细胞、多种生长因子不会轻易游走或迁移,而是被束缚在病灶部位。在多种生长因子作用下,移植的干细胞开始增殖分化,再生软骨组织。糖尿病的干细胞原位移植治疗比较困难,因为人的胰腺组织无法直接进行穿刺注射移植,直接穿刺注射的话,会造成胰液泄漏,导致致命的急性胰腺炎。但是,可以在肾包膜下再造一个类胰岛组织。人类肾脏的肾包膜下有一个免疫盲区,传统胰岛组织移植就选在这里。可以向肾包膜下注射一种含温度敏感水凝胶、多种生长因子的间充质干细胞制剂,使移植的间充质干细胞增殖分化,发育为类胰岛组织,分泌胰岛素,治疗糖尿病。因为这种类胰岛组织是长期存在的,可以永久分泌胰岛素,避免了单纯干细胞移植治疗需要定期重复注射干细胞的弊端,从而大大降低治疗成本。

这种组织治疗策略,能够治愈疾病,使干细胞移植疗效明确、稳定、持久,无须反复注射干细胞,可以一劳永逸。

移植技术成熟

干细胞临床治疗效果与移植技术关系很大。移植技术涉及移植途径、移植器具、移植物配方组成等多个方面。

移植途径包括静脉滴注、静脉注射、动脉注射、局部注射(如皮肤注射、肌内注射、脑内损伤部位注射、脊髓损伤部位注射等)、微创介入动脉或静脉导管(如冠状动脉球囊导管输注、肝动脉导管输注等)、穿刺注射(如腰椎穿刺、枕大池穿刺、脑室穿刺等)、气管内滴注等,根据病灶位置和疾病特点选择技术成熟的移植途径,将外源干细胞准确输送到病灶位置。要达到这个目的,移植器具选择很重要。

现有移植器具,包括注射器、吊针、穿刺针、显微导管等,如何选择要根据病灶大小、距离和位置,有时候还要配合外科手术,暴露病灶部位,以便于干细胞准确输注。

外源干细胞仅仅被输注到病灶位置还不够,因为干细胞会迁移、游走,向其他组织器官扩散,如果不能使移植的干细胞局限在病灶部位,治疗效果和稳定性会大打折扣。温度敏感水凝胶是一种良好的医用粘连剂,由壳聚糖、胶原或明胶、透明质酸等生物材料组成,对人体组织器官生物相容性好,无毒。如果将外源干细胞混合到温度敏感水凝胶中移植,水凝胶可作为干细胞的细胞外基质成分,有益于干细胞生长发育和增殖分化。移植物到达病灶部位后,干细胞会被水凝胶固定在病灶位置,不会轻易游走、向周围组织扩散,同时有利于干细胞在病灶部位增殖分化。

除温度敏感水凝胶外,移植物配方还应包括多种生长因子,可以促进移植的干细胞增殖分化。同时,造血干细胞移植除造血干细胞外,应包括少量间充质干细胞。间充质干细胞具有造血支持、促进血管生成、免疫调理、抗炎症反应、激活内源干细胞增殖分化、阻止受损细胞凋亡、抗疤痕等作用,同时可以促进一起移植的造血干细胞增殖分化,增强治疗效果。这样,在病灶部位微环境诱导下,在多种生长因子促进下,内外源干细胞会被诱导分化为病灶部位相应组织,起到有效治疗作用。待新组织重建后,细胞分泌的水解酶会将温度敏感水凝胶消化降解,并被组织细胞作为营养吸收掉。

所以,移植物配方组成对干细胞移植成败起着重要作用。

患者具有适应证且无禁忌证

干细胞移植治疗,需要有适应证,不能传统治疗手段无效或疗效不佳的疑难杂症都尝试用干细胞移植来进行治疗。干细胞不是包治百病的灵丹妙药。目前，干细胞移植治疗按照药物进行管理，临床试验研究需要严格按照在国家药品监督管理局注册申请的适应证进行，不能擅自扩大适应证范围。

干细胞移植治疗同时有禁忌证，包括休克、全身衰竭、生命体征不正常和不配合检查者；晚期恶性肿瘤尤其是脑肿瘤患者；全身感染或局部严重感染患者康复前；合并心、肺、肝、肾等重要脏器功能障碍者；凝血功能障碍者；血清学检查（如艾滋病、乙型肝炎、丙型肝炎、梅毒等）阳性者；非神经系统疾患或尚未明确诊断者；高度过敏体质或有严重过敏史者；以及其他不适合干细胞移植治疗的患者。具有相应禁忌证的患者，不能进行干细胞移植治疗。或者，在禁忌证治愈后，再进行干细胞移植治疗。

符合国家相关法规、规范和政策

国内对细胞移植治疗的监督管理，经历了一个不断改进的过程，还走过弯路，现阶段仍在发展完善中。

第一阶段：按照第三类医疗技术管理　1993 年 5 月 5 日，卫生部出台了《人的体细胞治疗及基因治疗临床研究质控要点》，将体细胞治疗划归为生物制品管理，临床试验应获得批准后方可进入。2003 年，国家食品药品监督管理局颁布了《人体细胞治疗研究和制剂质量控制技术指导原则》，这一指导原则阐述了关于体细胞治疗临床前研究的要求，包括体细胞来源、采集、鉴定及安全性评价的相关要求。2009 年 3 月 2 日，卫生部颁布《医疗技术临床应用管理办法》，将干细胞移植治疗列为第三类医疗技术,受卫生部监管,但是异种干细胞治疗技术不得应用于临床。2009 年 5 月 1 日,国家卫生部印发《关于公布首批允许临床应用的第三类医疗技术目录的通知》,明确"自体免疫细胞(T 细胞、NK 细胞)治疗技术""细胞移植治疗技术(干细胞除外)""脐带血造血干细胞治疗技术""造血干细胞(脐带血干细胞除外)治疗技术""组织工程化组织移植治疗技术"等属于首批允许临床应用的第三类医疗技术,其中前两者由国家卫生部负责审核,后三者由省卫生厅负责审核。

第二阶段:检查整顿 2011 年 12 月 26 日,国家卫生部办公厅发布《关于开展干细胞临床研究与应用自查自纠工作的通知》,紧急叫停了未经卫生部和国家食品药品监督管理局批准的干细胞临床研究和应用活动,并到 2012 年 7 月 1 日前,暂停受理任何项目申报。2013 年 3 月,国家卫生部、国家食品药品监督管理局联合发布《干细胞临床试验研究管理办法》《干细胞临床试验研究基地管理办法》《干细胞制剂质量控制和临床前研究指导原则》征求意见稿。正式将干细胞制剂引入质控标准,对干细胞产学研全流程进行全面规范。2015 年 7 月 2 日,国家卫生和计划生育委员会发布《关于取消第三类医疗技术临床应用准入审批有关工作的通知》,决定取消第三类医疗技术临床应用准入审批,同时废止 2009 年 5 月发布的《首批允许临床应用的第三类医疗技术目录》。

第三阶段:按照药品管理 2015 年 7 月 20 日,国家卫生和计划生育委员会、食品药品监督管理总局印发《干细胞临床研究管理办法(试行)》,对干细胞临床研究进行了规范,有利于促进干细胞临床研究发展。2015 年 7 月 31 日,国家卫生和计划生育委员会办公厅、食品药品监督管理总局办公厅印发《干细胞制剂质量控制及临床前研究指导原则(试行)》,对干细胞制剂质量控制、临床前研究等进行了规范。标志着中国干细胞治疗研究应用的管理模式发生了根本变化,开始由第三类医疗技术管理向药物管理模式转变。2017年12月8日,国家食品药品监督管理总局发布《细胞治疗产品研究与评价技术指导原则(试行)》,对按照药品研发及注册的细胞治疗产品研究与评价进行了进一步规范。

在进行干细胞移植治疗临床研究和应用时,需要严格遵守国家颁布的这些法规、规范和政策,不得搞擦边球,随意进行变通,避免政策风险。

对于现行干细胞规范和标准尚不完善之处,还可以参考国外一些法规和标准,如美国血库协会(American Association of Blood Banks, AABB)发布的《细胞治疗产品服务标准》和国际细胞治疗认证基金会(Foundation for the Accreditation of Cellular Therapy, FACT)发布的《细胞治疗产品采集、制备和使用管理的国际标准》等。目前,国内一些干细胞企业也进行了这两个标准的认证甚至复审。AABB的《细胞治疗产品服务标准》经过不断修改完善,2017年7月1日发布了第8版。

干细胞医院与干细胞药房

兴起

干细胞医院是指干细胞专科医院,或者具有干细胞临床研究与应用资质的综合性三级甲等医院。

　　干细胞专科医院是近年来兴起的一种新型医院,专门开展干细胞临床研究与应用及相关业务。经"天眼查"网站(www.tianyancha.com)搜索查询,最早的干细胞医院于 2015 年注册。截至 2019 年 5 月 31 日,已注册干细胞医院 8 家,分布在天津市(宝坻区)、山东省(济南市章丘区、青岛市市南区、青岛市莱西市)、河南省(河南自贸试验区郑州片区)、海南省(琼海市嘉积镇、琼海市博鳌镇海滨街、琼海市博鳌镇博鳌乐城)等省份,注册资本从 2 千万元到 1 亿多元。最早注册的干细胞医院是中国干细胞集团海南博鳌附属干细胞医院,成立于 2015 年 12 月 17 日。2018 年 7 月 28 日,中国干细胞集团在博鳌乐城国际医疗旅游先行区建成中国干细胞集团海南博鳌附属干细胞医院(上海交通大学医学院附属同仁医院博鳌分院)揭幕,获得国家"先试先行"政策的大力支持。据官网介绍,医院定位于"大专科、小综合"专科医院,设有 100 个百级无菌层流病房,每年可完成造血干细胞移植超过 1 000 例。另外,从"天眼查"同时搜索到,还注册了若干家干细胞研究院,有些隶属于干细胞企业。干细胞研究院开展相关临床业务,需要与三级甲等医院合作。

　　现有国家政策规定,干细胞研究与应用只能在三级甲等医院进行,但并不是所有三级甲等医院都能开展干细胞移植治疗业务。只有具有相关干细胞研究与应用资质的三级甲等医院,相关干细胞移植治疗业务经国家卫生主管部门批准后,方能开展。

　　干细胞移植治疗由第三类医疗技术转为药物管理后,干细胞临床试验研究实行备案制度。2016 年 10 月 31 日,国家卫生和计划生育委员会、国家食品药品监督管理总局公布首批干细胞临床研究备案机构,共 30 家,分布在北京市、天津市、河北省、辽宁省、吉林省、上海市、江苏省、浙江省、江西省、山东省、河南省、湖北省、湖南省、广东省、四川省、贵州省,共 16 个省和直辖市。首批备案的干细胞临床研究机构还包括 12 家军队系统三级甲等医院。这样算起来,首批备案的干细胞临床研究机构共是 42 家。

首批干细胞临床研究备案机构
（2016 年 10 月 31 日公布,不包括 12 家军队系统三级甲等医院）

序号	机构名称	地区
1	中国医学科学院北京协和医院	北京市
2	中日友好医院	北京市
3	中国医学科学院阜外心血管医院	北京市
4	北京大学人民医院	北京市
5	北京大学第三医院	北京市
6	北京大学口腔医院	北京市
7	中国医学科学院血液病医院	天津市
8	天津医科大学总医院	天津市
9	天津市环湖医院	天津市
10	河北医科大学附属第一医院	河北省
11	大连医科大学附属第一医院	辽宁省
12	吉林大学中日联谊医院	吉林省
13	复旦大学附属华山医院	上海市
14	上海市东方医院	上海市
15	上海交通大学医学院附属第九人民医院	上海市
16	上海交通大学医学院附属仁济医院	上海市
17	南京大学医学院附属鼓楼医院	江苏省
18	南通大学附属医院	江苏省
19	浙江大学医学院附属第二医院	浙江省

续表

序号	机构名称	地区
20	南昌大学第一附属医院	江西省
21	聊城市人民医院	山东省
22	郑州大学第一附属医院	河南省
23	武汉大学人民医院	湖北省
24	中南大学湘雅医院	湖南省
25	中山大学附属第三医院	广东省
26	中山大学中山眼科中心	广东省
27	广东省中医院	广东省
28	四川大学华西医院	四川省
29	贵州医科大学附属医院	贵州省
30	遵义医学院附属医院	贵州省

2017 年 11 月 28 日,国家卫生和计划生育委员会、国家食品药品监督管理总局公布第二批干细胞临床研究备案机构,共 72 家,分布在北京市、河北省、内蒙古自治区、辽宁省、吉林省、黑龙江省、上海市、江苏省、浙江省、安徽省、福建省、江西省、山东省、河南省、湖北省、湖南省、广东省、海南省、重庆市、四川省、云南省、宁夏回族自治区、新疆维吾尔自治区,共 23 个省、自治区和直辖市。

第二批干细胞临床研究备案机构(2017 年 11 月 28 日公布)

序号	机构名称	地区
1	北京医院	北京市
2	首都医科大学附属北京口腔医院	北京市
3	首都医科大学宣武医院	北京市

续表

序号	机构名称	地区
4	首都医科大学附属北京天坛医院	北京市
5	首都医科大学附属北京同仁医院	北京市
6	首都医科大学附属北京安贞医院	北京市
7	河北医科大学第二医院	河北省
8	河北省人民医院	河北省
9	秦皇岛市第一医院	河北省
10	内蒙古科技大学包头医学院第一附属医院	内蒙古自治区
11	中国医科大学附属第一医院	辽宁省
12	中国医科大学附属盛京医院	辽宁省
13	吉林大学第一医院	吉林省
14	哈尔滨医科大学附属第一医院	黑龙江省
15	哈尔滨医科大学附属第二医院	黑龙江省
16	上海市第一人民医院	上海市
17	上海市同济医院（同济大学附属同济医院）	上海市
18	上海交通大学医学院附属瑞金医院	上海市
19	复旦大学附属中山医院	上海市
20	上海市第六人民医院	上海市
21	同济大学附属第十人民医院	上海市
22	上海市胸科医院	上海市
23	江苏省人民医院	江苏省
24	苏州大学附属第一医院	江苏省
25	徐州医科大学附属医院	江苏省
26	浙江医院	浙江省

续表

序号	机构名称	地区
27	浙江大学医学院附属第一医院	浙江省
28	浙江大学医学院附属邵逸夫医院	浙江省
29	浙江大学医学院附属儿童医院	浙江省
30	温州医科大学附属第一医院	浙江省
31	温州医科大学附属眼视光医院	浙江省
32	安徽医科大学第一附属医院	安徽省
33	安徽省立医院	安徽省
34	福建医科大学附属协和医院	福建省
35	南昌大学第二附属医院	江西省
36	山东大学齐鲁医院	山东省
37	山东大学第二医院	山东省
38	山东省立医院	山东省
39	青岛大学附属医院	山东省
40	青岛市市立医院	山东省
41	烟台毓璜顶医院	山东省
42	河南省人民医院	河南省
43	武汉大学中南医院	湖北省
44	华中科技大学同济医学院附属协和医院	湖北省
45	华中科技大学同济医学院附属同济医院	湖北省
46	十堰市太和医院	湖北省
47	中南大学湘雅二医院	湖南省
48	南华大学附属第二医院	湖南省
49	广东省人民医院（广东省医学科学院）	广东省

序号	机构名称	地区
50	中山大学附属第一医院	广东省
51	中山大学孙逸仙纪念医院	广东省
52	南方医科大学南方医院	广东省
53	广州医科大学附属第一医院	广东省
54	广州医科大学附属第三医院	广东省
55	中山大学附属第六医院	广东省
56	广州中医药大学第一附属医院	广东省
57	深圳市人民医院	广东省
58	北京大学深圳医院	广东省
59	海南省人民医院	海南省
60	海南医学院第一附属医院	海南省
61	海口市人民医院	海南省
62	重庆医科大学附属儿童医院	重庆市
63	重庆医科大学附属第二医院	重庆市
64	四川大学华西口腔医院	四川省
65	昆明市第一人民医院	云南省
66	昆明市延安医院	云南省
67	云南省肿瘤医院	云南省
68	昆明医科大学第一附属医院	云南省
69	昆明医科大学第二附属医院	云南省
70	云南省第一人民医院	云南省
71	宁夏医科大学总医院	宁夏回族自治区
72	新疆医科大学附属第一医院	新疆维吾尔自治区

2019 年 3 月,兰州大学第一医院通过干细胞临床研究机构备案申请。

2019 年 6 月,郑州市第一人民医院通过干细胞临床研究机构备案申请。

2019 年 9 月,广州医科大学附属第二医院、树兰(杭州)医院通过干细胞临床研究机构备案申请。

2019 年 12 月,中国福利会国际和平妇幼保健院通过干细胞临床研究机构备案申请。

截至 2020 年 1 月,共有 119 家三级甲等医院成为干细胞临床研究备案机构,可以按照备案开展 69 个干细胞临床研究项目。

最近,干细胞临床研究备案机制发生了变化。根据 2019 年 3 月国家卫生健康委员会和国家药品监督管理局下发《关于做好 2019 年干细胞临床研究监督管理工作的通知》(国卫办科教函〔2019〕169 号),今后干细胞临床研究机构和项目备案将结合进行,已有备案机构自 2019 年起实行动态管理。

干细胞专科医院和综合性三级甲等医院竞相开展干细胞临床业务,是看好了干细胞在临床上的广泛应用,以及能够带来可观的经济效益。

面临的困境和发展前景

干细胞专科医院都是新兴医疗机构,投资规模较大,许多来自民间资本。但是,由于目前国内还没有干细胞新药上市,干细胞临床试验研究又不允许收费,干细胞医院经营暂时会有一些困难,需要合法开展一些相关业务,维持医院正常运行。具有干细胞临床研究与应用资质的三级甲等医院,除极少数是专科医院(如口腔科、胸科、眼科、眼视光等)外,绝大部分是综合医院,原有业务量能够维持医院运行和发展,不急于靠干细胞移植治疗赚钱,开展干细胞临床试验研究只是作为一种新型业务储备,为未来医疗利润增长预留空间。

在目前形势下,各种干细胞医院可以通过开展干细胞储存、检测鉴定、技术服务、咨询培训等合法业务,以及申请国家和地方各种研究项目、扶持资金和风险投资等,维持干细胞业务运行。

迄今国外已有十几种干细胞新药上市,国内也有多种干细胞新药正在注册临床试验研究,而且呈逐渐增加趋势。近年来,国家一直把干细胞临床试验研究与应用,列为重点发展的科技和产业领域,进行大力扶持和资金投入。预计,未来数年内,国内将有多种干细胞新药上市。届时,干细胞临床试验研究与应用,将成为生物医药行业的热点领域,无论是干细胞专科医院,还是具有干细胞临床试验研究与应用资质的三级甲等医院,都将具有良好的经济和社会效益。

将是三级甲等医院基本配置

近年来,随着干细胞临床试验研究与应用的深入发展,顺理成章地提出了"干细胞药房"新概念。这是一个与现有"中药房""西药房"相平行的概念。医院里有大量患者使用"中药""西药",相应地配置"中药房""西药房"。同样道理,如果医院里有大量患者需要干细胞药物移植治疗,就应该配置"干细胞药房"。

干细胞药房其实就是一个仅有储存功能的简易干细胞库,专门在−196℃液氮中储存干细胞企业合法生产的各种干细胞药物,用于需要的临床科室使用,和干细胞医院不是一个概念。然而,在目前阶段,除造血干细胞可用于临床移植治疗某些血液系统疾病外,国内还没有干细胞新药被批准临床应用,干细胞药房暂时还只是个概念。

或许有人会问,有些具有相关资质的三级甲等医院血液科,已经进行了一些造血干细胞移植治疗,怎么没见干细胞药房呢?

这是因为,目前三级甲等医院血液科开展的造血干细胞移植治疗业务,有些是现场采集供者(自体或配型成功的志愿捐献者)造血干细胞,采集后经分离处理,直接为患者进行移植,不需要储存环节,也就没必要设置干细胞药房。还有一些配型成功的脐带血造血干细胞,是事先采集好的,冷冻储存在脐带血造血干细胞库中,在患者移植治疗前,进行复苏。这些干细胞理论上可以储存在医院的干细胞药房中。但是,由于造血干细胞移植需要进行配型,储存在干细胞药房中的造血干细胞,假如长期配型不成功,会造成珍贵的干细胞资源浪费,因此现阶段也就没有必要事先储存在干细胞药房。同时,进行脐带血造血干细胞采集、储存和发放的脐带血造血干细胞库,目前是按照特殊血站进行管理,全国范围内批准设置了 7 个,而且到 2020 年前不再增加。配型成功的脐带血造血干细胞,可由脐带血造血干细胞库直接发往三级甲等医院血液科使用,从经济角度讲,更加合理。

正是由于造血干细胞移植治疗需要配型的特殊性,以及目前国内还没有干细胞新药上市,暂时还没有医院配置干细胞药房。即使个别干细胞医院预先配置了,现在也没有合法的干细胞药物可供储存。

间充质干细胞新药的深入研发,为干细胞药房的出现带来了希望。与造血干细胞相比,间充质干细胞具有许多独特优势,譬如:免疫调理功能、抗炎症功能、造血支持功能、促进血管生成作用、增殖分化能力强等。尤其是,间充质干细胞免疫原性低,在临床移植治疗时,不需要进行配型,具有传统药物的相对"通用性"。在临床上治疗的疾病谱,间充质干细胞比造血干细胞更加广泛,从而更加具有临床治疗价值和临床应用前景。

　　未来数年,随着间充质干细胞药物大量上市,许多临床科室都需要进行干细胞移植治疗,干细胞医院自然就会配置干细胞药房,进行干细胞药物储存和收方发药。

附录 细胞治疗大事记

15 ~ 16 世纪,德国著名内科医生、炼丹家、自然哲学家帕拉塞尔苏斯(Paracelso)主张医疗要基于经验,提出"心治愈心,肺治愈肺,脾治愈脾……同类物可治愈同类物"。这是最早使用含有细胞的活体组织器官治疗某些疾病的设想。

1667 年,法国医生丹尼斯(Jean-Baptiste Denis)将小牛血注射给一位精神病患者。这是首次有记载的细胞治疗方法。

1867 年,德国实验病理学家尤利乌斯·科恩海姆(Julius Friedrich Cohnheim)研究伤口炎症。在实验中,给动物静脉注射不溶性染料苯胺,结果在动物损伤远端的部位发现了含有染料的细胞,包括炎症细胞以及与纤维合成有关的成纤维细胞。由此,他推断,在实验动物骨髓中存在一种非造血功能的干细胞。于是,尤利乌斯·科恩海姆首次提出了骨髓干细胞的概念。

1930 年,瑞士人保罗·尼汉斯(Paul Niehans)把从羊胚胎器官中分离出的细胞注射到人体,出乎预料的是,没有引发拒绝异体蛋白的天然免疫反应,于是开始应用这类羊胎素活细胞进行皮肤年轻化治疗,从而成为活细胞治疗皮肤年轻化的著名医师。次年,保罗·尼汉斯又将牛的甲状腺剪成小组织块,溶在生理盐水中,再注射到患者体内,用于治疗"甲状腺功能不足"。正是由于这些开拓性工作,保罗·尼汉斯被称为"细胞治疗之父"。

1956 年,美国西雅图华盛顿大学教授唐纳尔·托马斯(Edward

Donnall Thomas）完成了世界上第一例人类骨髓移植治疗白血病的手术，这也是世界上第一例干细胞移植手术。

1987 年，瑞典医学家布里特伯格（Brittberg）在世界上首次进行了体外培养扩增自体软骨细胞治疗软骨损伤的研究，该成果于 1994 年发表在世界权威医学期刊《新英格兰医学杂志》（*The New England Journal of Medicine*）。利用自体软骨细胞移植治疗软骨损伤，疗效较为理想。

1988 年 3 月 10 日，中国大陆第一例试管婴儿郑萌珠诞生于北京大学第三医院。母亲是甘肃一位民办教师，由于患输卵管不通症，结婚 20 年未怀孕。郑萌珠诞生后，身体、智力发育状况良好，长相似她母亲，如今早已大学毕业。

1993 年 5 月 5 日，国家卫生部颁布了《人的体细胞治疗及基因治疗临床研究质控要点》，将体细胞治疗划归为生物制品管理，临床试验应获得批准后方可进入。

1999 年 5 月 26 日，国家卫生部颁布《脐带血造血干细胞库管理办法（试行）》（卫科教发〔1999〕第 247 号）。脐带血造血干细胞库开展业务，必须经执业验收和注册登记，领取《脐带血造血干细胞库执业许可证》。

2001 年 1 月 10 日，国家卫生部办公厅颁布《脐带血造血干细胞库设置管理规范（试行）》（卫医发〔2001〕10 号），规范了脐带血造血干细胞库的建筑和设施标准。

2002 年 8 月 29 日，国家卫生部发布《脐带血造血干细胞库技术规范》（卫办医发〔2002〕80 号），规范了脐带血采集、制备、保存、发放等技术标准。

2003 年，国家食品药品监督管理局颁布了《人体细胞治疗研究和制剂质量控制技术指导原则》，这一指导原则阐述了关于体细胞治疗临床前研究要求,包括体细胞来源、采集、鉴定及其安全性评价的相关要求。

2003 年 12 月 24 日,国家科学技术部、卫生部印发《人胚胎干细胞研究伦理指导原则》的通知(国科发生字〔2003〕460 号)。用于研究的人胚胎干细胞只能通过下列方式获得:①体外受精时多余的配子或囊胚;②自然或自愿选择流产的胎儿细胞;③体细胞核移植技术所获得的囊胚和单性分裂囊胚;④自愿捐献的生殖细胞。

2005 年,韩国云火科学技术研究院(云火生物科技有限公司下属机构)与英国爱丁堡大学合作,在世界上首次从东北紫杉(T. cuspidata)分生层分生组织中分离提取了植物干细胞。研究成果于 2010 年 10 月发表在英国著名学术期刊《自然生物技术》(Nature Biotechnology)上,引起了学术界广泛关注。

2006 年,日本京都大学山中伸弥(Shinya Yamanaka)教授首先报道了 iPS 细胞,研究成果发表在世界著名学术期刊《细胞》(Cell)上,一时引起生物医学界普遍关注。由于这一成就,2012 年山中伸弥获得了诺贝尔生理学或医学奖。

2006 年 7 月 7 日,国家卫生部发布《非血缘造血干细胞采集技术管理规范》(卫医发〔2006〕253 号),对参与采集的医疗机构、采集人员、采集技术等提出了具体要求。

2009 年 3 月 2 日,国家卫生部颁布《医疗技术临床应用管理办法》(卫医政发〔2009〕18 号),将包括干细胞移植在内的细胞移植技术列为第三类医疗技术,受卫生部监管。但是规定,异种干细胞治疗技术等不得应用于临床。

2009 年 5 月 1 日,国家卫生部印发《关于公布首批允许临床应用的第三类医疗技术目录的通知》(卫办医政发〔2009〕84 号),明确"自体免疫细胞(T 细胞、NK 细胞)治疗技术""细胞移植治疗技术(干细胞除外)""脐带血造血干细胞治疗技术""造血干细胞(脐带血干细胞除外)治疗技术""组织工程化组织移植治疗技术"等属于首批允许临床应用的第三类医疗技术,其中前两者由国家卫生部负责审核,后三者由省卫生厅负责审核。

2009 年 10 月,欧盟药品管理局正式批准比利时 TiGenix 生物制药公司研发的 Characterized Chondrocytes(ChondroCelect)细胞药物临床应用,其为自体软骨细胞,标志着自体软骨细胞移植技术已经比较成熟。

2009 年 12 月,美国食品药品监督管理局批准美国 Osiris 公司生产的干细胞产品 Remestemcel-L(Prochymal)上市,这是公认的世界第一个干细胞新药,克罗恩病是适应证之一。

2011 年 7 月,韩国食品药品管理局批准韩国 FCB-Pharmicell 公司生产的 Hearticellgram-AMI 自体骨髓间充质干细胞产品上市,用于治疗急性心肌梗死。

2011 年 11 月 27 日,首例第三代试管婴儿在上海诞生。

2011 年 12 月 26 日,国家卫生部办公厅发布了《关于开展干细胞临床研究与应用自查自纠工作的通知》(卫办科教函〔2011〕1177 号),紧急叫停了未经卫生部和国家食品药品监督管理局批准的干细胞临床研究和应用活动,并到 2012 年 7 月 1 日前,暂停受理任何项目申报。

2012 年 1 月,韩国食品药品管理局,批准 Anterogen 公司研发的 Adipose-Derived Mesenchymal Stem Cells(Cuepistem)干细胞药物,治疗复杂性克罗恩病并发肛瘘,批准 Medi-post 公司生产的 hUCB-MSCs

（Cartistem）干细胞产品上市，用于治疗膝关节软骨损伤。

2013 年 3 月，国家卫生部与国家食品药品监督管理局联合发布《干细胞临床试验研究管理办法》《干细胞临床试验研究基地管理办法》《干细胞制剂质量控制和临床前研究指导原则》征求意见稿。正式将干细胞制剂引入质控标准，对干细胞产学研全流程进行全面规范。

2014 年伊始，80 后美女科学家、日本理化学研究所发育与再生医学综合研究中心学术带头人小保方晴子（Haruko Obokata）在英国著名国际权威杂志《自然》（Nature）上连发两篇文章，阐明了刺激触发获得全能性（STAP）细胞的理念及制备方法。她是利用一种 pH 略高于醋的弱酸性溶液处理小鼠淋巴细胞，使之去分化（与分化方向相反的转化）从而获得具有干细胞特性的细胞。但令人遗憾的是，小保方晴子的这项研究被证实具有学术造假行为。最终已经发表的研究论文被撤稿，博士学位也被母校日本早稻田大学取消。心灰意冷的她，只好宣布辞职。

2015 年 7 月 2 日，国家卫生和计划生育委员会发布《关于取消第三类医疗技术临床应用准入审批有关工作的通知》（国卫医发〔2015〕71 号），决定取消第三类医疗技术临床应用准入审批，同时废止 2009 年5 月发布的《首批允许临床应用的第三类医疗技术目录》。

2015 年 7 月 20 日，国家卫生和计划生育委员会、食品药品监督管理总局印发《干细胞临床研究管理办法（试行）》（国卫科教发〔2015〕48号），对干细胞临床研究进行了规范，有利于促进干细胞临床研究发展。

2015 年 7 月 31 日，国家卫生和计划生育委员会办公厅、食品药品监督管理总局办公厅印发《干细胞制剂质量控制及临床前研究指导原则（试行）》，对干细胞制剂质量控制、临床前研究等进行了规范。标志着中国干细胞治疗研究应用的管理模式发生了根本变化,开始由"第三类医疗技术"管理向"药物"管理模式转变。

2015 年 9 月,日本厚生劳动省批准干细胞新药"Allogeneic Bone Marrow-Derived MSC Product(Temcell)"上市,用于造血干细胞移植后严重并发症之一的"急性移植物抗宿主反应(aGVHD)"治疗。

2016 年,中国国家干细胞临床研究管理工作领导小组和干细胞临床研究专家委员会成立,评选并批准了 30 家首批干细胞临床研究机构。

2016 年 1 月 23 日,中国整形美容协会抗衰老分会,在北京颁布了《医学抗衰老行业规范化指南》,其中包括《干细胞抗衰老技术规范化指南》。在抗衰老治疗时,一定要在有资质的正规医疗机构进行,遵守《干细胞抗衰老技术规范化指南》。

2016 年 12 月,美国食品药品监督管理局批准 Vericel 公司研发的 Autologous Cultured Chondrocytes on Porcine Collagen Membran(Maci)自体软骨细胞药物临床应用,治疗膝关节软骨损伤。该药物是一种在猪胶原蛋白膜上培养的软骨组织工程产品。

2017 年 12 月 8 日,国家药品监督管理局发布《细胞治疗产品研究与评价技术指导原则(试行)》,对按照药品研发及注册的细胞治疗产品研究与评价进行了规范,再次明确细胞制品按药品评审程序进行注册和监管。

2018 年 3 月,欧盟委员会批准了比利时 TiGenix(TIG)生物制药公司和日本武田药品工业株式会社研发的 Darvadstrocel(Alofisel)干细胞药物进行临床应用,治疗成人非活动性或轻度活动性克罗恩病并发复杂肛周瘘患者,并具有长期缓解作用。

2019年3月,国家卫生健康委员会和国家药品监督管理局下发《关于做好2019年干细胞临床研究监督管理工作的通知》(国卫办科教函〔2019〕169号),今后干细胞临床研究机构和项目备案将结合进行,已有备案机构自2019年起实行动态管理。

2019年4月30日,国家药品监督管理局综合司发布通知(药监综妆〔2019〕39号)。NMPA决定,从2019年5月30日至8月31日,开展化妆品"线上净网线下清源"风险排查处置工作,工作重点包括排查清理违规产品及信息,药妆、EGF(表皮生长因子)、干细胞、细胞提取液、胎盘提取液等产品信息被列入排查对象。一些公司生产的未经审批的干细胞化妆品从网站和实体店下架,相关网络信息被清理。标志着国家继整顿规范干细胞治疗后,又开始整顿规范干细胞化妆品的生产和销售。干细胞产品必须经过合法审批后,才能上市。

2019年5月17—19日,中国科学院动物研究所北京干细胞库顺利通过中国合格评定国家认可委员会组织的ISO20387国际标准认可现场评审,成为首家试点认可评审的生物样本库,也是世界上最早采用该标准建设的样本库。

2019年6月5日,国家科学技术部、财政部发布关于国家科技资源共享服务平台优化调整名单的通知(国科发基〔2019〕194号)。通过部门推荐和专家咨询,经研究共形成30个国家生物种质与实验材料资源库,其中包括:国家干细胞资源库,依托单位为中国科学院动物研究所,主管单位为中科院;国家干细胞转化资源库,依托单位为同济大学,主管单位为教育部。

2020年1月29日,湖北省科学技术厅发函同意武汉大学中南医院新型冠状病毒所致重症及危重症肺炎的临床研究项目。

　　2020 年 4 月 14 日，国家科技部生物中心副主任孙燕荣在国务院新闻发布会上表示，武汉已完成超过 200 例干细胞治疗新型冠状病毒肺炎（corona virus disease 2019，COVID-19），临床治疗安全性良好。

参考文献

[1] 王佃亮. 细胞与干细胞:临床治疗的革命 [M]. 北京:化学工业出版社,2019.

[2] 王佃亮. 干细胞治疗现状、策略与前景展望 [J]. 转化医学杂志,2018,7(6):329-333.

[3] 王佃亮,陈海佳. 细胞与干细胞:神奇的生命科学 [M]. 北京:化学工业出版社,2017.

[4] 王佃亮. 斯坦赛尔星球 [J]. 今日科苑,2016(8):90-91.

[5] 王佃亮. 当代急诊科医师处方 [M]. 北京:人民卫生出版社,2016.

[6] 王佃亮. 当代全科医师处方 [M]. 北京:人民军医出版社,2015.

[7] 王佃亮,乐卫东. 生物药物与临床应用 [M]. 北京:人民军医出版社,2015.

[8] 王佃亮,王烈明. 间充质干细胞过滤分离器的研制 [J]. 医疗卫生装备,2013,34(8):27-28.

[9] 张艳梅,王佃亮. 再生胰腺提取物诱导人羊膜间充质干细胞定向分化为胰岛素分泌细胞 [J]. 生物工程学报,2012,28(3):214-221.

[10] 张珍,王佃亮. 干细胞库研究应用进展 [J]. 中国医药生物技术,2012,7(2):136-139.

[11] 王佃亮,乐卫东. 细胞移植治疗 [M]. 北京:人民军医出版社,2012.

[12] 王佃亮. 干细胞组织工程技术:基础临床与临床应用 [M]. 北京:科学出版社,2011.

[13] 付蒙,张艳梅,王佃亮,等. 人羊膜间充质干细胞的生物学特性及临床前研究 [J]. 中国生物工程杂志,2011,31(12):115-119.

[14] 王佃亮,姜合作. 仿生多孔微球组织工程支架及其制作方法:ZL200910243568.5 [P]. 2013-03-27.

[15] 王佃亮,张艳梅,孙晋伟. 间充质干细胞过滤分离器及其应用:ZL201110114977.2 [P]. 2013-04-17.

[16] 王佃亮,张艳梅,孙晋伟. 间充质干细胞过滤分离器:ZL201120139405.5 [P]. 2012-01-11.

[17] Anna Maria Jaworska, Nikola Agata Wlodarczyk, Andrzej Mackiewicz, et al. The role of TRIM family proteins in the regulation of cancer stem cell self-renewal [J]. Stem Cells, 2020, 38(2): 165-173.

[18] Alessander Leyendecker Junior, Carla Cristina Gomes Pinheiro, Tiago Lazzaretti Fernandes, et al. The use of human dental pulp stem cells for in vivo bone tissue engineering: a systematic review[J]. Journal of Tissue Engineering, 2018, 9: 2041731417752766.

[19] Arjmand B, Tirdad R, Malehi AR, et al. Stem cell therapy for multiple sclerosis[J]. The Cochrane Database of Systematic Reviews, 2018, 2018(6): CD013049.

[20] Attwood SW, Edel MJ. iPS-cell technology and the problem of genetic instability—can it ever be safe for clinical use? [J]. Journal Clinical Medicine, 2019, 8(3): 288.

[21] Bang OY, Kim EH. Mesenchymal stem cell-derived extracellular vesicle therapy for stroke: challenges and progress[J]. Frontiers Neurology, 2019, 10: 211.

[22] Bhat M, Shetty P, Shetty S, et al. Stem cells and their application in dentistry: a review [J]. Journal Pharmacy Bioallied Sciences, 2019, 11(Suppl 2): S82-S84.

[23] LIU B, DING F, HU D, et al. Human umbilical cord mesenchymal stem cell conditioned medium attenuates renal fibrosis by reducing inflammation and epithelial-to-mesenchymal transition via the TLR4/ NF- κ B signaling pathway in vivo and in vitro[J]. Stem Cell Research and Therapy, 2018, 9: 7.

[24] Choe G, Park J, Park H, et al. Hydrogel biomaterials for stem cell microencapsulation[J]. Polymers (Basel). 2018, 10(9): 997.

[25] ZHANG C, YIN X, ZHANG J, et al. Clinical observation of umbilical cord mesenchymal stem cell treatment of severe idiopathic pulmonary fibrosis: a case report[J]. Experimental and Therapeutic Medicine, 2017, 13(5): 1922-1926.

[26] Do Amaral RJFC, Almeida HV, Kelly DJ, et al. Infrapatellar fat pad stem cells: from developmental biology to cell therapy[J]. Stem Cells International, 2017, 2017: 6843727.

[27] Fitzsimmons REB, Mazurek MS, Soos A, et al. Mesenchymal stromal/ stem cells in regenerative medicine and tissue engineering[J]. Stem Cells International, 2018, 2018: 8031718.

[28] Fleifel D, Rahmoon MA, AlOkda A, et al. Recent advances in stem cells therapy: a focus on cancer, Parkinson's and Alzheimer's[J]. Journal of Genetic Engineering Biotechnology, 2018, 16(2): 427-432.

[29] Francis E, Kearney L, Clover J. The effects of stem cells on burn wounds: a review[J]. International Journal of Burns Trauma, 2019, 9(1): 1-12.

[30] Freddie Bray, Jacques Ferlay, Isabelle Soerjomataram, et al. Global cancer statistics 2018: globocan estimates of incidence and mortality worldwide for 36 cancers in 185 countries[J]. CA: A Cancer Journal for Clinicians, 2018, 10: 1-31.

[31] Fukuoka H, Narita K, Suga H. Hair Regeneration therapy: application of adipose-derived stem cells[J]. Current Stem Cell Research & Therapy, 2017, 12(7): 531-534.

[32] GAO W, CHEN D, LIU G, et al. Autologous stem cell therapy for peripheral arterial disease: a systematic review and meta-analysis of randomized controlled trials [J]. Stem Cell Research Therapy, 2019, 10: 140.

[33] Gele Liu, Brian T. David, Matthew Trawczynski, et al. Advances in pluripotent stem cells: history, mechanisms, technologies and applications [J]. Stem Cell Reviews and Reports, 2020, 16(1): 3-32.

[34] Hamze Timari, Karim Shamsasenjan, Aliakbar Movassaghpour, et al. The effect of mesenchymal stem cell-derived extracellular vesicles on hematopoietic stem cells fate[J]. Advanced Pharmaceutical Bulletin,

2017, 7(4): 531-546.

[35] Hayflick L, Moorhead PS. The serial cultivation of human diploid cell strains[J]. Experimental Cell Research, 1961, 25: 585-621.

[36] ZHANG J, Samei Lv, LIU X, et al. Umbilical cord mesenchymal stem cell treatment for crohn's disease: a randomized controlled clinical trial[J]. Gut and Liver, 2018, 12(1): 73-78.

[37] ZHAO J, YU G, CAI M,et al. Bibliometric analysis of global scientific activity on umbilical cord mesenchymal stem cells: a swiftly expanding and shifting focus[J]. Stem Cell Research and Therapy, 2018, 9: 32.

[38] Jordan Poulos. The limited application of stem cells in medicine: a review[J]. Stem Cell Research Therapy, 2018, 9: 1.

[39] John E. Davies, John T. Walker, Armand Keating. Concise review: Wharton's Jelly: the rich, but enigmatic, source of mesenchymal stromal cells[J]. Stem Cells Translational Medicine, 2017, 6(7): 1620-1630.

[40] Kamelska-Sadowska AM, Wojtkiewicz J, Kowalski IM. Review of the current knowledge on the role of stem cell transplantation in neurorehabilitation[J]. BioMed Research International, 2019, 2019: 3290894.

[41] Kim H, Kim Y, Park J, et al. Recent advances in engineered stem cell-derived cell sheets for tissue regeneration[J]. Polymers (Basel), 2019, 11(2): 209.

[42] Kwon SG, Kwon YW, Lee TW, et al. Recent advances in stem cell therapeutics and tissue engineering strategies[J]. Biomaterial Research, 2018, 22: 36.

[43] LE Q, XU J, DENG SX. Review the diagnosis of limbal stem cell deficiency[J]. Ocular Surface, 2018, 16(1): 58-69.

[44] LI C, LIN B, LI L, et al. Biological functions of lung cancer cells are suppressed in co-culture with mesenchymal stem cells isolated from umbilical cord[J]. Experimental and Therapeutic Medicine, 2018, 15(1): 1076-1080.

[45] WANG H, YAN X, JIANG Y, et al. The human umbilical cord stem cells improve the viability of OA degenerated chondrocytes[J]. Molecular Medicine Reports, 2018; 17(3): 4474-4482.

[46] DONG L, PU Y, ZHANG L, et al. Human umbilical cord mesenchymal stem cell-derived extracellular vesicles promote lung adenocarcinoma growth by transferring miR-410[J]. Cell Death Disease, 2018, 9(2): 218.

[47] Lukomska B, Stanaszek L, Zuba-Surma E, et al. Challenges and controversies in human mesenchymal stem cell therapy[J]. Stem Cells International, 2019, 2019: 9628536.

[48] MENG M, LIU Y, WANG W, et al. Umbilical cord mesenchymal stem cell transplantation in the treatment of multiple sclerosis[J]. American Journal of Translational Research, 2018, 10(1): 212-223.

[49] Nakao M, Inanaga D, Nagase K, et al. Characteristic differences of

cell sheets composed of mesenchymal stem cells with different tissue origins[J]. Regenerative Therapy, 2019, 11: 34-40.

[50] Narbonne P. The effect of age on stem cell function and utility for therapy[J]. Cell Medicine, 2018, 10: 2155179018773756.

[51] Obokata H, Wakayama T, Sasai Y, et al. Stimulus-triggered fate conversion of somatic cells into pluripotency[J]. Nature, 2014, 505: 676-680.

[52] Obokata H, Sasai Y, Niwa H, et al. Bidirectional developmental potential in reprogrammed cells with acquired pluripotency[J]. Nature, 2014, 505: 641-647.

[53] Peter W. Marks, Celia M. Witten, Robert M. Califf. Clarifying stem-cell therapy's benefits and risks[J]. The New England Journal of Medicine, 2017, 376: 1007-1009.

[54] QIAN Y, SHU Q, CAI H, et al.Surface marker changes in human umbilical cord-derived mesenchymal stem cells after cryopreservation and resuscitation[J]. Journal of Clinical Rehabilitative Tissue Engineering Research, 2011, 15(1):187-190.

[55] Risa Sueda, Ryoichiro Kageyama. Regulation of active and quiescent somatic stem cells by Notch signaling[J]. Development Growth & Differentiation, 2020, 62(1): 59-66.

[56] GUO R, Masatoshi Morimatsu, FENG T, et al. Stem cell-derived cell sheet transplantation for heart tissue repair in myocardial infarction[J]. Stem Cell Research & Therapy, 2020, 11: 19.

[57] Ryuji Morizane, Tomoya Miyoshi, Joseph V. Bonventre. Concise reviews: kidney generation with human pluripotent stem cells[J]. Stem Cells, 2017, 35(11): 2209-2217.

[58] Sedigheh Madani, Bagher Larijani, Abbas Ali Keshtkar, et al. Safety and efficacy of hematopoietic and mesanchymal stem cell therapy for treatment of T1DM: a systematic review and meta-analysis protocol[J]. Systematic Reviews, 2018, 7: 23.

[59] ZHU S, HU H, XU H, et al. Human umbilical cord mesenchymal stem cell transplantation restores damaged ovaries[J]. Journal of Cellular and Molecular Medicine, 2015, 19(9): 2108-2117.

[60] Takahashi K, Yamanaka S. Induction of pluripotent stem cells from mouse embryonic and adult fibroblast cultures by defined factors[J]. Cell, 2006, 126(4): 663-676.

[61] Takumi Takeuchi, Akiko Tonooka, Yumiko Okuno, et al. Oct4B, CD90, and CD73 are upregulated in bladder tissue following electro-resection of the bladder[J]. Journal of Stem Cells & Regenerative Medicine, 2016, 12(1): 10-15.

[62] XU T, ZHANG Y, CHANG P, et al. Mesenchymal stem cell-based therapy for radiation-induced lung injury[J]. Stem Cell Research Therapy, 2018, 9: 18.

[63] CUI T, LI Z, ZHOU Q, et al. Current advances in haploid stem cells[J]. Protein Cell, 2020, 11(1): 23-33.

[64] Urvashi Kaundal, Upma Bagai, Aruna Rakha. Immunomodulatory

plasticity of mesenchymal stem cells: a potential key to successful solid organ transplantation[J]. Journal of Translational Medicine, 2018, 16: 31.

[65] Vladislav Volarevic, Bojana Simovic Markovic, Marina Gazdic, et al. Ethical and safety issues of stem cell-based therapy[J]. International Journal of Molecular Sciences, 2018, 15(1): 36-45.

[66] Welsch CA, Rust WL, Csete M. Concise review: lessons learned from islet transplant clinical trials in developing stem cell therapies for type 1 diabetes[J]. *Stem Cells Translational Medicine*, 2019, 8(3): 209-214.

[67] Weston NM, Sun D. The potential of stem cells in treatment of traumatic brain injury[J]. Current Neurology and Neuroscience Reports, 2018, 18(1): 1.

[68] Willie Lin, Yogi Chang-Yo Hsuan, Mao-Tsun Lin, et al. Human umbilical cord mesenchymal stem cells preserve adult newborn neurons and reduce neurological injury after cerebral ischemia by reducing the number of hypertrophic microglia/macrophages[J]. Cell Transplant, 2017, 26(11): 1798-1810.

[69] Ya-Hsuan Ho, Simón Méndez-Ferrer. Microenvironmental contributions to hematopoietic stem cell aging[J]. Haematologica, 2020, 105(1): 38-46.

[70] Yahyapour R, Farhood B, Graily G, et al. Stem cell tracing through MR molecular imaging[J]. Tissue Engineering and Regenerative Medicine, 2018, 15(3): 249-261.

[71] PENG Y, HUANG D, LIU S, et al. Biomaterials-induced stem cells specific differentiation into intervertebral disc lineage cells[J]. Frontiers in Bioengineering and Biotechnology, 2020, 8: 56.

[72] Zakrzewski W, Dobrzyński M, Szymonowicz M, et al. Stem cells: past, present and future[J]. Stem Cell Research Therapy, 2019, 10: 68.

[73] WU Z, SUN Q, LIU M, et al. Correlation between the efficacy of stem cell therapy for osteonecrosis of the femoral head and cell viability[J]. BMC Musculoskeletal Disorders, 2020, 21: 55.